Neuroscienze dell'attività motoria

Laura Mandolesi

Neuroscienze dell'attività motoria

Verso un sistema cognitivo-motorio

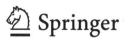

Laura Mandolesi
DiSIST, Facoltà di Scienze Motorie
Università degli Studi di Napoli "Parthenope", Napoli
IRCCS Fondazione Santa Lucia, Roma

ISBN 978-88-470-2624-7 ISBN 978-88-470-2625-4 (eBook)

DOI 10.1007/978-88-470-2625-4

© Springer-Verlag Italia 2012

9 8 7 6 5 4 3 2 1 2012 2013 2014 2015

Layout copertina: Ikona S.r.l., Milano
Immagine di copertina: fotografia di un neurone corticale scattata da Paola De Bartolo

Impaginazione: Ikona S.r.l., Milano
Stampa: Grafiche Porpora, Segrate (MI)

Springer-Verlag Italia S.r.l., Via Decembrio 28, I-20137 Milano
Springer fa parte di Springer Science+Business Media (www.springer.com)

A Leonardo,
con l'augurio che un giorno
anche lui, come me,
possa rimanere affascinato
dalla complessità neuronale delle sue azioni.

Prefazione

Il desiderio di scrivere questo libro è nato dal fatto che molto spesso gli studenti (e purtroppo non solo loro) considerano il sistema motorio come l'esecutore centrale di un qualsiasi movimento o di uno specifico gesto atletico, ignorando che alla base di ogni tipo di comportamento motorio ci sono sempre due neuroni che comunicano tra di loro, non necessariamente facenti parte dei "classici" circuiti motori e, soprattutto, non obbligatoriamente in contatto con il muscolo.

Fino a qualche anno fa il sistema motorio era considerato un semplice programmatore ed esecutore di movimenti. Oggi le recenti scoperte, soprattutto italiane, hanno permesso di dimostrare che questo sistema è anche attivamente coinvolto in una serie di meccanismi di integrazione percettiva considerati da sempre dominio dei più alti processi cognitivi. In maniera direi rivoluzionaria, il sistema motorio si è guadagnato un ruolo di tutto rispetto nella cognizione umana e non. Inoltre, le moderne metodiche delle neuroscienze hanno aiutato a evidenziare come il confine tra ciò che è motorio e ciò che è cognitivo risulti estremamente approssimativo, forse addirittura inesistente.

Nei più comuni e autorevoli libri di testo, per spiegare quanto sia importante l'attività motoria si descrive il ciclo vitale dell'ascidia, un piccolo animaletto marino con una notocorda (che nei vertebrati si evolve in colonna vertebrale) e un tubo neurale (la struttura presente negli embrioni da cui si origina il sistema nervoso centrale). L'ascidia nasce da un uovo, si sviluppa in larva e inizia a muoversi attivamente finché non trova uno scoglio su cui attaccarsi e aderire in maniera definitiva cessando così ogni forma di movimento. Durante questa metamorfosi la notocorda e il tubo neurale vengono assorbiti. Il neurologo colombiano Rodolfo Llinás, spiegando tale processo nell'ambito della sua teoria evoluzionistica, sottolineò come il sistema nervoso centrale si sia evoluto proprio per consentire il movimento, senza il quale non ci sarebbe bisogno di alcun cervello[1]. In realtà, questa ipotesi, seppure affascinante, è risultata falsa almeno per quanto riguarda l'uomo e la scimmia. Paradossalmente, anche senza movimento tutto il nostro cervello lavora, funziona,

---

[1] Llinás R (2001) I of the vortex: from neurons to self. The MIT Press, Cambridge, MA.

elabora, agisce! Come? Esistono dei neuroni all'interno dei circuiti cognitivo-motori che si attivano anche se stiamo fermi a osservare qualcun altro nell'atto di eseguire un'azione[2]. Queste cellule nervose sono passate alla storia con il nome di *neuroni specchio* grazie alla loro capacità di attivarsi *riflettendo* le azioni degli altri. Meraviglioso no? Questa scoperta "made in Italy"[3] ha aperto innumerevoli strade alla ricerca in campo sia sperimentale sia clinico. Basti pensare a tutte quelle persone che a causa di un ictus o di un incidente stradale non si possono muovere. Ebbene, oggi sappiamo che anche i loro circuiti cerebrali, motori e non, continuano a funzionare contribuendo alla riabilitazione del movimento "visibile". Conoscere quindi tale potenzialità equivale a sviluppare strumenti terapeutici e riabilitativi in grado di migliorare la vita di molti pazienti affetti da patologie del sistema motorio. Spostandoci poi sul piano educativo, sapere che l'osservazione di un'azione produce l'attivazione di circuiti neurali deputati anche all'esecuzione, rende l'apprendimento per osservazione uno strumento indispensabile per acquisire e sviluppare nuove procedure. E ancora, immaginate quanto tesoro ne possa fare un allenatore che deve insegnare una disciplina sportiva o un atleta che desidera perfezionare la propria tecnica.

La ricerca sui neuroni specchio ha caratterizzato diversi campi e livelli di indagine e oggi sappiamo che i processi cerebrali sottostanti la *previsione* e la *comprensione* di un'azione chiamano in causa proprio questi circuiti. Recentemente alcuni neuroscienziati hanno dimostrato sperimentalmente come addirittura l'osservazione di un'emozione in un'altra persona determini in chi la osserva l'attivazione degli stessi circuiti neuronali che si attivano quando poi è l'osservatore a provare quell'emozione[4].

Durante il mio iter formativo sono stata spesso a contatto con persone che hanno dedicato la propria vita a insegnare concetti e tecniche sportive. Mi sono resa conto che pochi, troppo pochi conoscono i neuroni specchio e ciò che si cela dietro un atto motorio, conoscenze indispensabili per insegnare una procedura motoria. Invece, molti ritengono che un comando motorio parta solo dalla corteccia cerebrale, ignorando che movimenti semplici possono essere anche comandati dal midollo spinale, così come le azioni sono mediate da aree corticali e sottocorticali non motorie.

Un altro argomento che verrà approfondito in questo libro riguarda come l'ambiente che ci circonda sia in grado di modulare i nostri circuiti cerebrali. È stato dimostrato che una vita ricca di esperienze cognitive, motorie, sociali, affettive ecc., induce determinati cambiamenti nella struttura e nella funzionalità dei nostri circuiti neuronali. Tali fenomeni di plasticità cerebrale favoriscono la produzione di alcune molecole, oggi identificate nei fattori neurotrofici, in grado di proteggerci dalle malattie neurodegenerative come l'Alzheimer. In quest'ottica, anche soltanto una

---

[2] Di Pellegrino G, Fadiga L, Fogassi L et al (1992) Understanding motor events: a neurophysiological study. Exp Brain Res 91:176–180.

[3] La scoperta dei *neuroni specchio* è opera di un gruppo di neuroscienziati dell'Università di Parma coordinato da Giacomo Rizzolatti (vedi nota 10 del Capitolo 1).

[4] Wicker B, Keysers C, Plailly J et al (2003) Both of us disgusted in my insula: the common neural basis of seeing and feeling disgust. Neuron 40:655–664.

costante attività motoria di tipo aerobico riesce a proteggere il nostro cervello, aumentando quelle che sono definite le sue *riserve*[5].
Non è "fantascienza", sono solo i progressi delle Neuroscienze!
È anche per questo motivo che ho sentito l'esigenza di contribuire, nel mio piccolo, a divulgare i risultati ottenuti sul sistema motorio che è altresì un sistema in cui la cognizione trova dimora.
L'intero libro è articolato in dieci capitoli e tre appendici, pensate con l'intento di aiutare il lettore nel ripasso dei concetti neurofisiologici e anatomici di base. I primi due capitoli fungono da introduzione alle neuroscienze dell'attività motoria. Infatti vi vengono descritti la storia delle neuroscienze con particolare riferimento alle scoperte riguardanti il sistema motorio, nonché i metodi di indagine e alcuni elementi chiave di natura terminologica che forniscono al lettore gli strumenti lessicali utili alla comprensione dei concetti espressi nel libro. I tre capitoli successivi riguardano le basi anatomo-fisiologiche su cui si fonda il "classico" sistema motorio, ovvero il modo in cui il SNC comanda e coordina i vari tipi di movimento. Dal quinto capitolo in poi, viene descritto l'altro aspetto del sistema motorio, inteso non solo come l'esecutore di movimenti, ma anche come programmatore e pianificatore di atti motori e azioni. In questi capitoli vengono infatti approfonditi i circuiti neuronali cognitivo-motori che ci permettono di processare l'informazione motoria in maniera più astratta. Vedremo come anche la sola *osservazione* di azioni induca significative risposte neuronali in determinati distretti cerebrali così come l'immaginazione e la rappresentazione mentale di comportamenti motori diretti verso un fine. Inoltre, viene illustrato in maniera approfondita l'impiego di tali conquiste conoscitive nella ricerca clinica e terapeutica al fine di migliorare e recuperare specifiche abilità motorie. L'ultimo capitolo, nonostante si integri con l'intero testo, affronta un argomento a sé stante, in quanto tratta del sonno, un processo cerebrale che riguarda anche l'attività motoria. Infatti, durante il sonno si consolidano le informazioni, motorie e non, acquisite durante le precedenti ore di veglia. Tale processo è ovviamente descritto in chiave neurobiologica, con l'intento di stuzzicare l'interesse del lettore anche alla comprensione dei processi sottostanti la memoria motoria la cui conoscenza aggiunge nuovi strumenti di potenziamento sulla prestazione sportiva.
Gli argomenti del libro sono trattati con continui riferimenti agli ambienti sportivo e neuroriabilitativo, ambiti in cui la conoscenza del sistema motorio risulta di fondamentale importanza.

Roma, aprile 2012 Laura Mandolesi

---

[5] Stern Y (2002) What is cognitive reserve? Theory and research application of the reserve concept. J Int Neuropsychol Soc 8:448–460.

L'Autrice

Laura Mandolesi è nata a Roma il 5 ottobre 1972. Ricercatore Universitario in Psicobiologia presso la Facoltà di Scienze Motorie dell'Università degli Studi di Napoli "Parthenope", è anche Istruttore Fluviale della Federazione Italiana Canoa Turistica. Svolge la propria attività di ricerca presso la Fondazione Santa Lucia di Roma. Autore e coautore di molte pubblicazioni scientifiche, tra cui *Psicologia e psicobiologia dell'apprendimento* (Springer-Verlag, Milano, 2004), ha curato l'edizione dei libri *L'altra metà del fiume* e *L'altra metà del mare* che raccontano le emozioni di donne canoiste (Aracne Editrice, Roma, 2007, 2008) ed è autore di *Ally e il popolo dei Fluv* (Il Filo Albatros Editore, Roma, 2010), una storia di fantasia per ragazzi ideata per sensibilizzare i giovani a un'attività motoria sana e naturalistica, riconosciuta dal Premio di Letteratura Internazionale "Il Molinello" come la favola di Natale 2011.

Indice

Le neuroscienze: percorsi storici e metodi di studio dell'attività motoria

1

Che cosa rispondete alla domanda che intitola il primo paragrafo? Spesso si danno per scontate nozioni di base che in realtà non lo sono. Ecco perché inserire un capitolo introduttivo e metodologico sui progressi della ricerca scientifica prima di avventurarci tra gli intrecciati sentieri del sistema motorio. Conoscere ciò che è stato, e capire come si è conosciuto, ci aiuta a comprendere come agiamo e forse anche a spiegare il perché delle nostre azioni.

1.1 Che cosa sono le *neuroscienze*?

Con il termine *neuroscienze* si intendono le discipline scientifiche che studiano l'organizzazione e il funzionamento del sistema nervoso (SN) e soprattutto del sistema nervoso centrale (SNC). In termini ancora più semplici, è come se tutte le scienze curiose dei processi neuronali alla base del comportamento si siano riunite in un consorzio denominato appunto neuroscienze[1], i cui membri sono la medicina, la biologia, la fisica, la psicologia ecc. Come più volte sarà sottolineato in questo libro, l'attività motoria è espressione di determinati processi neuronali e quindi la disciplina che si occupa di studiarli può essere chiamata *neuroscienze dell'attività motoria*.

I neuroscienziati dell'attività motoria sono ricercatori specializzati in discipline scientifiche come la medicina, la biologia, la fisica, la psicologia ecc. Infatti, una caratteristica importante di tutte le neuroscienze è quella di affrontare la complessità che caratterizza il SN con un approccio multidisciplinare in cui il contributo di ogni sapere aggiunge un prezioso tassello per ricomporre il puzzle su cui giacciono i sofisticati e, allo stesso tempo, semplici meccanismi con cui funzionano i neuroni.

Per capire come ci muoviamo è bene iniziare con delle solide basi e quindi focalizzarci su come in passato l'uomo abbia studiato il SN, sui risultati raggiunti e sulle scoperte dei grandi maestri che hanno rivoluzionato la scienza, nonché su come si studiano le funzioni cognitive e motorie.

---

[1] Il termine *neuroscienze* fu introdotto negli anni '70 dallo scienziato americano Francis O. Schmitt.

L. Mandolesi, *Neuroscienze dell'attività motoria*, © Springer-Verlag Italia 2012

1.2   Un po' di storia

Paradossalmente lo studio del cervello è antico quanto la scienza stessa. Fin dall'antichità, l'uomo ha cercato di svelare cosa si celasse all'interno della cosiddetta scatola nera. Pensate che già durante il mesolitico (10.000-7500 a.c.) si praticavano fori nel cranio a scopi terapeutici. I reperti archeologici ritrovati e analizzati negli affascinanti studi di paleopatologia documentano la sopravvivenza degli ominidi a questi rudimentali interventi chirurgici suggerendo, quindi, che già nella preistoria l'uomo avesse una conoscenza teorica e pratica della massa cerebrale [1]. Le prime testimonianze scritte sullo studio del cervello però compaiono in Egitto intorno al XVII secolo a.c. È di quest'epoca il Papiro Edwin Smith (denominato in questo modo dal suo acquirente), primo trattato di medicina in cui per ben otto volte compare la parola "cervello".

Nell'antica Grecia, la massa cerebrale era considerata come la sede dell'intelletto e della percezione e già nel IV secolo a.c. Ippocrate ne aveva una concezione vicina a quella moderna. Nei suoi scritti, raccolti nel *Corpus Hippocraticum*, il padre della medicina classica scriveva "…dal cervello si generano i piaceri, le gioie, il riso e gli aneddoti così come il dolore, il dispiacere, le tristezze e i pianti… attraverso il cervello pensiamo, vediamo, udiamo e conosciamo le cose brutte e belle, il male e il bene…" [2]. Inoltre, Ippocrate fu il primo a osservare che una frattura in una parte del cranio comportava paralisi della parte opposta del corpo. L'impostazione "encefalocentrica" di Ippocrate si contrapponeva alla concezione "cardiocentrica" di Aristotele (384-322 a.C.). Il grande filosofo greco riteneva infatti che fosse il cuore la sede degli importanti processi superiori e che il cervello servisse semplicemente a raffreddare il sangue, riscaldato dal corpo. Gli esseri umani sarebbero più razionali degli animali solo perché dotati di un cervello più grande, in grado di produrre un maggiore raffreddamento. Questo concetto fu, per fortuna, abbandonato e nelle epoche successive il cervello ritornò a essere l'attore protagonista di tutti i comportamenti [3].

Durante l'impero romano il greco Galeno (130-200 d.C.), dapprima medico dei gladiatori e successivamente dell'imperatore Marco Aurelio, dissezionando il cervello di diverse specie animali si accorse che questo può essere suddiviso in due porzioni di consistenza differente e dotate di diversa funzione. Secondo Galeno, la parte anteriore abbastanza morbida (encefalo) doveva contenere le sensazioni, mentre la porzione posteriore più soda (cervelletto) controllare i muscoli. Inoltre, le sue scrupolose osservazioni anatomiche gli permisero di evidenziare gli spazi cavi (i ventricoli) all'interno della massa cerebrale contenenti un liquido (liquido cerebrospinale). Tali evidenze rafforzarono ancora di più l'idea secondo la quale il cervello funzionasse come una specie di pompa che attraeva il pneuma psichico dai ventricoli e lo spingeva nei nervi motori per fare contrarre i muscoli [4].

La teoria di Galeno, denominata anche "fluido-meccanica", predominò per diversi secoli e fu utilizzata dal filosofo e matematico francese Cartesio (1596-1650) per spiegare il funzionamento del corpo umano e la natura del movimento. Però Cartesio è ricordato nella storia delle neuroscienze soprattutto per avere acceso un importante dibattito, forse non ancora concluso, introducendo nella sua filosofia il concetto di dualismo mente-corpo. Secondo Cartesio la mente (*res-cogitans*), caratteristica

Fig. 1.1 Neurone evidenziato con il metodo di Golgi. Microfotografia di una sezione di corteccia cerebrale di ratto. Questa metodica istochimica permette di rilevare le principali parti del neurone. *Fonte: Laboratorio di Neurofisiologia Sperimentale e del Comportamento, IRCCS Fondazione Santa Lucia, Roma*

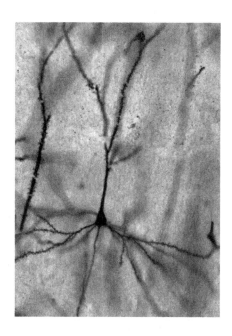

esclusivamente umana, sede della coscienza e del pensiero, sarebbe distaccata dal corpo (*res-extensa*) e interagirebbe con esso per mezzo della ghiandola pineale (epifisi) [5]. Se rileggiamo il dualismo cartesiano con una visione più ampia, possiamo renderci conto di quanto il filosofo francese fosse stato lungimirante e acuto cogliendo l'importanza di questo legame. È infatti esperienza comune che dopo una corsa si riesce a essere più concentrati o che se si è sereni e riposati la prestazione sportiva è migliore.

Verso la fine del Seicento Antony van Leeuwenhoek (1632-1723), uno dei pionieri della biologia cellulare, apportò importanti migliorie al microscopio aprendo in questo modo la strada a un tipo di ricerca più minuziosa e sofisticata che ha consentito ai nostri avi... di capirci un po' di più! La possibilità di guardare da vicino il tessuto nervoso ha permesso a Camillo Golgi (1843-1926) e Raymond y Cajal (1852-1934) di familiarizzare con il neurone e capirne il suo linguaggio. Golgi aveva messo a punto un metodo istologico[2] di impregnazione argentica che consentiva di visualizzare tutti i processi neuronali (dendriti, soma, assone, terminali sinaptici) (Fig. 1.1), mentre Cajal, servendosi anche di questa scoperta, teorizzò la "dottrina del neurone" secondo cui il SN è composto da elementi distinti, i neuroni, separati fisicamente l'uno dall'altro, capaci di recepire, generare e trasmettere messaggi in zone specializzate chiamate "sinapsi"[3]. In pochi anni, questi due uomini hanno scrit-

---

[2] L'*istologia* è la disciplina scientifica che studia le cellule e i tessuti attraverso precisi metodi di colorazione. Tra questi, il *metodo di colorazione argentea di Golgi* che, come scritto nel testo, consente la visualizzazione dell'estensione dei singoli neuroni e il *metodo di colorazione di Nissl* che, invece, permette di visualizzare solo i corpi cellulari, consentendo l'analisi di diversi gruppi neuronali.

[3] Per le loro scoperte Golgi e Cajal ottennero nel 1906 il Nobel per la medicina.

to i capitoli più importanti della fisiologia del neurone e gettato le fondamenta per capire i meccanismi biologici sottostanti l'attività motoria[4] [6]. Anche la neurofisiologia e l'elettrofisiologia fecero passi da gigante. Verso la fine del diciottesimo secolo, Luigi Galvani (1737-1798), studiando la contrazione muscolare nelle rane, scoprì che le cellule del muscolo generano elettricità permettendo in questo modo a Emil du Bois-Reymond (1818-1896), a Johannes Peter Müller (1801-1858) e a Hermann von Helmholtz (1821-1894) di dimostrare la presenza di attività elettrica all'interno del neurone. Poco dopo, l'embriologo Ross Harrison (1870-1959) evidenziò la zona nel neurone da cui nasce il *potenziale d'azione*, un fenomeno importantissimo alla base della trasmissione nervosa (vedi Appendice 1) e cruciale per la contrazione muscolare. Un altro importante contributo per la comprensione della comunicazione neuronale venne dal farmacologo Paul Erlich (1854-1915), considerato il fondatore della chemioterapia, che, studiando l'azione di alcuni farmaci sul sistema immunitario, evidenziò come determinate sostanze chimiche siano in grado di legarsi ai recettori post-sinaptici [6].

Più o meno in quel periodo, lo scozzese Charles Bell (1784-1842) e il francese François Magendie (1783-1855) dimostrarono la regola che tormenta migliaia di studenti, ossia che dalla radice posteriore o dorsale del midollo spinale entrano le afferenze sensitive, mentre dalla radice anteriore o ventrale escono le efferenze motorie [6]. Questo principio è passato alla storia come *legge Bell-Magendie*, anche se è bene ricordare al lettore che su questa importante scoperta ci furono aspre rivalità tra i due studiosi che se ne contesero sempre la paternità. La legge Bell-Magendie ha suggerito ai ricercatori dell'epoca come il SN sia organizzato in maniera estremamente ordinata e gerarchica e forse, in un certo senso, ha spinto ad analizzare "i piani alti" del SNC al fine di cercare un correlato anatomico delle funzioni superiori. Franz Joseph Gall (1758-1828) fu il primo a studiare le varie aree della corteccia cerebrale ritenendo che ognuna di queste avesse una precisa funzione. Per esempio, il sentimento dell'amore paterno e materno doveva essere localizzato nel lobo occipitale, lo stimolo della fame nasceva dal lobo temporale e così via. La sua "dottrina del cranio" o "organologia", fu successivamente elaborata e ampliata dal suo discepolo Johann Gaspar Spurzheim (1736-1832), che introdusse il termine di "frenologia" per indicare la disciplina secondo la quale le singole funzioni psichiche dipenderebbero da particolari aree cerebrali. Inoltre, secondo i frenologi si potrebbe giungere alla determinazione delle qualità psichiche dell'individuo e della sua personalità grazie alla valutazione di particolarità anatomiche del cranio, come per esempio le sporgenze [7]. Da qui il detto del "bernoccolo dell'intelligenza".

Una visione frenologica o meglio settorializzata, mirata a delineare il correlato biologico delle funzioni superiori, è stata per molti anni seguita e abbracciata da moltissimi e rinomati studiosi. Pierre Paul Broca (1824-1880), il neurologo francese che ha fortemente contribuito a scoprire le basi biologiche del linguaggio umano, per esempio, dimostrò che una lesione in un'area specifica del lobo frontale sinistro[5] (ora co-

---

[4] **Ricorda**: il movimento è il prodotto di un'attività neuronale ed è proprio tale attività a permettere la contrazione del muscolo.
[5] Vedi Figura 5.1.

munemente denominata *area di Broca*) provocava seri deficit nella produzione del linguaggio parlato[6]. Con le evidenze di Broca, iniziarono una serie di importanti sperimentazioni che offrirono un valido sostegno per la localizzazione cerebrale delle funzioni motorie. L'anatomista e fisiologo Gustav Fritsh (1838-1927) insieme con il neuropsichiatra Eduard Hitzig (1839-1907) dimostrarono che se si applicava una corrente elettrica sulla corteccia motoria del cane si evocavano contrazioni muscolari sul lato opposto del corpo dell'animale [8]. Il neurologo scozzese David Ferrier (1843-1928) ripetendo questi esperimenti aggiunse un tassello di puzzle in più. Infatti, notò che una lieve corrente elettrica applicata sulla corteccia motoria delle sue scimmie produceva una "mappa" ben precisa di comportamenti motori (per es. movimento dei muscoli del collo, del viso, della gamba ecc.). Inoltre, scoprì che l'ablazione chirurgica delle aree corticali la cui stimolazione produceva un movimento causava paralisi [9]. In quel periodo, nello stesso ospedale di Ferrier, un altro neurologo, John Hughlings Jackson (1835-1911), divenuto celebre anche per i suoi contributi sulla comprensione dei fenomeni epilettici, era convinto che esistesse un correlato anatomico gerarchicamente organizzato delle funzioni motorie. Tale convinzione gli era nata studiando, in alcuni suoi pazienti, un particolare tipo di epilessia in cui durante l'attacco epilettico si verificava sempre la stessa onda di contrazioni muscolari. Per esempio, prima si contraeva la mano, poi il polso, poi il braccio, poi la spalla, poi la faccia ecc. e questa sequenza di contrazione era sempre costante. Mettendo insieme queste osservazioni e i risultati sperimentali dei suoi colleghi, Jackson ipotizzò che la corteccia motoria potesse essere organizzata in diversi distretti la cui stimolazione provocava una precisa contrazione muscolare [10]. Poco più tardi, anche il neurofisiologo britannico Charles Scott Sherrington[7] (1857-1952) lavorando sulle scimmie arrivò alla stessa conclusione [11].

Con Sherrington si sono completate le fondamenta su cui si è costruita buona parte delle conoscenze attuali; saperi, però, che qualche decennio fa sono stati messi in discussione da importanti risultati i quali hanno rivoluzionato il concetto di sistema motorio. Prima di accennarli, è però doveroso ricordare altri contributi (Box 1.1).

All'inizio del Ventesimo secolo, avvantaggiato anche dall'enorme modernizzazione della microscopia, il neuroanatomico Korbinian Brodmann (1868-1918) utilizzò un *criterio citoarchitettonico* per distinguere la funzionalità delle diverse aree della corteccia cerebrale. Si basò sul numero degli strati, sulla loro grandezza e ampiezza e sulla quantità e distribuzione dei neuroni che vi sono contenuti. Seguendo tali parametri, arrivò a distinguere ben 52 aree corticali diverse e suggerì che ognuna avesse una funzione distinta. Tra queste, evidenziò due aree motorie caratterizzate da un ampio V strato ricco di neuroni molto grossi. In questo modo, tracciò i confini dell'area motoria primaria, che numerò con 4, e di un'area motoria di ordine supe-

---

[6] Vedremo che l'area di Broca fa parte del sistema specchio umano ed è anche per questo motivo che ha riscosso particolari attenzioni dagli studiosi dei processi biologici alla base dell'azione.

[7] Charles Scott Sherrington ha fornito anche un altro prezioso contributo alla comprensione del sistema motorio descrivendo il funzionamento del *riflesso*, uno dei comportamenti motori più semplici, consistente in una risposta automatica e involontaria a un particolare stimolo. Per le sue ricerche ha ottenuto nel 1932 il Nobel per la medicina.

Box 1.1 - Le prime osservazioni sul prodotto dell'elaborazione motoria
Verso la fine dell'Ottocento, grazie anche all'avvento di tecniche fotografiche più sofisticate, si iniziò a studiare in maniera più obiettiva il prodotto dell'elaborazione motoria, ossia il movimento. Il primo contributo importante proviene dalle osservazioni dell'inglese Eadweard Muybridge (1830-1904), riconosciuto anche uno dei padri della fotografia del movimento. Credo che ognuno di voi abbia visto almeno una volta la sua sequenza di fotografie di un cavallo che galoppa, *The Horse in motion*, che permise di smentire le convinzioni dell'epoca riguardo ai movimenti e alle posture assunte dall'animale durante il trotto. Muybridge fornì evidenze chiare che le due zampe anteriori o posteriori non erano mai parallele e che gli zoccoli si sollevavano contemporaneamente da terra non nella posizione di massima estensione come si riteneva [12]. Nello stesso periodo, il fisiologo francese Etienne Jules Marey (1830-1904) inventò il cronofotografo per registrare su un'unica immagine le varie posizioni di un uomo durante il cammino. Muybridge fece tesoro di questa scoperta e i suoi successivi studi lo elessero il precursore della biomeccanica e della meccanica degli atleti. Poco più tardi, l'anatomico e professore tedesco Christian Wilhelm Braune (1831-1892) insieme con il suo allievo Otto Fisher (1861-1917) pubblicò un importante lavoro, *Der gang des Menschen*, in cui riportava il primo moderno sistema di analisi dei movimenti delle articolazioni durante le fasi del cammino basato sull'applicazione di particolari elettrodi che emettevano una corrente durante il movimento [13]. Più avanti in questo capitolo vedremo che oggi i movimenti delle articolazioni vengono calcolati con sistemi più o meno complessi, la maggior parte dei quali collegati a un software di analisi particolare.

riore, che chiamò area 6 [14]. La sua *mappa citoarchitettonica* ha subito varie modifiche nel corso degli anni, alcune aree sono state tolte, altre aggiunte, ma una divisione funzionale basata sui criteri anatomici rimane ancora oggi un punto fermo. La prima importante critica giunse intorno alla metà del Novecento da due elettrofisiologi, Clinton Nathan Woolsey (1904-1993) e Wilder Penfield (1891-1976), in quanto non trovarono una piena corrispondenza tra l'area 4 e 6 con le loro evidenze sperimentali e cliniche ottenute in seguito alla stimolazione della corteccia motoria. I due studiosi, stimolando l'area motoria primaria nella scimmia (Woolsey) e nell'uomo (Penfield), si resero conto che questa includeva tutta l'area 4 e un pezzettino dell'area 6. Inoltre, evidenziarono che anche nell'*area motoria supplementare* (più o meno l'area 6 di Brodmann) era contenuta una mappa motoria del corpo, più grossolana rispetto a quella presente nell'area motoria primaria.

Woolsey e Penfield si resero conto che tali rappresentazioni, nonostante fossero ordinate e sequenziali (la mano è rappresentata vicino al polso, che è rappresentato vicino l'avambraccio ecc.), erano molto distorte (Fig. 1.2 a) [15, 16]. Per esempio, in corteccia motoria primaria, un ampio spazio corticale era dedicato ai neuroni che permettevano i movimenti della mano, mentre uno più esiguo a quelli che controllavano

Fig. 1.2 Mappe corticali motorie. Visione laterale di un cervello di scimmia (**a**) e di uomo (**b**) con la mappa motoria del corpo relativa all'area 4 descritta da Woolsey (scimmia) e da Penfield (uomo). Ricorda che l'estensione delle porzioni di corteccia motoria primaria che controllano i diversi muscoli del corpo varia in base all'importanza funzionale che essi rivestono ed è in relazione alla capacità di compiere movimenti più o meno fini. Per esempio, nell'uomo, la mano (che, tra le varie funzioni, serve per scrivere e per manipolare oggetti piccoli) ha un'estensione molto più ampia di quella della coscia

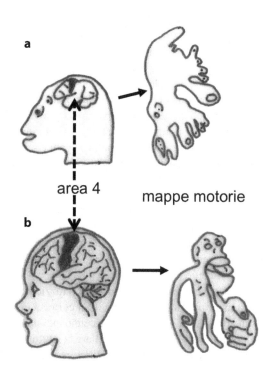

i muscoli del tronco[8]. Fu proprio da queste stimolazioni che nacque l'*homunculus motorio*, un omino con un grande viso, grosse mani e un corpo piccolo (Fig. 1.2 b).

Cosa succede alle rappresentazioni corticali se si taglia l'informazione proveniente da una parte del corpo? E se invece quella parte dovesse per qualche motivo funzionare di più? Queste e altre domande hanno alimentato la ricerca neuroscientifica degli anni successivi e hanno permesso di dimostrare la capacità del SN di essere *plastico*, ossia di andare incontro a modificazioni strutturali e funzionali in risposta a eventi di tipo fisiologico, come lo sviluppo, oppure patologico, come lesioni. Negli anni '80 Michael Merzenich (1942-) dimostrò che le rappresentazioni corticali erano anche il risultato dell'influenza ambientale e introdusse tra i fattori responsabili della formazione delle mappe corticali l'esperienza. Studiando nella scimmia le regioni della corteccia somato-sensitiva primaria relative alle dita della mano ideò due condizioni sperimentali. Nella prima, rimosse il terzo dito e nella seconda, ovviamente condotta su un altro animale, stimolò soltanto il secondo e il terzo. Quando suc-

---

[8] Tale caratteristica fu ritrovata anche nella corteccia somato-sensitiva primaria, in cui le porzioni del corpo funzionalmente più importanti erano maggiormente rappresentate. Questo tipo di rappresentazione è stata chiamata *somatotopica*. Per esempio, si è evidenziato che la corteccia somato-sensitiva primaria dei roditori ha una rappresentazione più estesa delle vibrisse rispetto alle zampe, dal momento che esse rappresentano un valido strumento per esplorare l'ambiente, ricercare il cibo ecc.

cessivamente valutò la porzione corticale della corteccia somato-sensitiva primaria corrispondente alle dita, si accorse che nella scimmia in cui era stato rimosso il dito, lo spazio a esso destinato era stato catturato dal secondo e dal quarto, nell'altra scimmia, invece, i territori corticali corrispondenti al secondo e terzo dito erano molto più ampi [17]. Parallelamente a questi studi, i premi Nobel per la medicina (1981), David Hunter Hubel (1926-) e Torsten Nils Wiesel (1924-) hanno dimostrato come in determinate fasi dello sviluppo un periodo di deprivazione monoculare, anche di breve durata, abbia importanti effetti sull'organizzazione della corteccia visiva primaria. Infatti, attraverso esperimenti su gatti e scimmie, gli autori hanno mostrato che se, durante le prime fasi di vita, un occhio veniva bendato e quindi non proiettava più l'informazione sensoriale alla corteccia visiva primaria, lo spazio corticale disponibile era invaso dalle fibre nervose provenienti dall'occhio funzionante. Tolta la benda, l'occhio bendato diveniva così "cieco", ma non perché non fosse in grado di percepire gli stimoli visivi (i fotorecettori all'interno della retina del gattino funzionavano benissimo!), ma perché i territori corticali su cui afferivano le fibre provenienti dall'occhio bendato erano stati per così dire "occupati" dalle fibre provenienti dall'altro occhio [18].

Queste ricerche hanno contribuito a stuzzicare l'interesse per la comprensione dei meccanismi plastici caratterizzanti la corteccia motoria che analizzeremo in dettaglio nei prossimi capitoli. Come accenno, possiamo intanto introdurre che l'esperienza gioca un ruolo chiave nel modellare la struttura e la funzione del SN. Per esempio, un tennista avrà una rappresentazione in corteccia del braccio destro più estesa rispetto al sinistro (se è destrimane), così come un pianista avrà una rappresentazione più estesa delle mani rispetto a quella che avrebbe un corridore. E se la pratica (che è sempre una forma di esperienza) ha una forte influenza sullo sviluppo dei territori corticali, se non venisse fatta riabilitazione, per esempio, in pazienti con una mano amputata, si avrebbe la scomparsa in corteccia dell'area rappresentante la mano. Infatti, l'evidenza che il SN è neuroplastico ha aperto grossi spiragli alla clinica e alle tecniche di neuroriabilitazione, così come la recente scoperta che una parte del cervello vicino alla zona ventricolare e all'ippocampo ha la capacità di generare nuovi neuroni. Tale evidenza, dimostrata per la prima volta dal ricercatore Joseph Altman, è stata una vera rivoluzione scientifica. Infatti, fino a qualche anno fa gli studiosi erano convinti che il bagaglio neuronale conquistato durante la vita intrauterina non potesse aumentare nel corso dell'esistenza dell'individuo. Gli attuali studi sui meccanismi che caratterizzano tale fenomeno, detto anche *neurogenesi,* sono molto complessi e, anche se non sono del tutto chiari i meccanismi che lo regolano, sembra che oltre a fattori puramente genetici giochi un ruolo chiave l'interazione tra determinati stili di vita e specifiche molecole chimiche [19]. È molto recente uno studio condotto presso l'Università dell'Illinois che ha dimostrato che ogni volta che si contrae e si rilascia un muscolo vengono prodotte sostanze chimiche che, oltrepassando la barriera ematoencefalica, stimolano la produzione di *fattori neurotrofici*[9], i quali contribui-

---

[9] Le *sostanze neurotrofiche*, o *fattori neurotrofici*, sono molecole prodotte dal nostro cervello che svolgono un ruolo determinante nello sviluppo delle connessioni cerebrali.

rebbero alla nascita di nuovi neuroni [20]. Tale risultato ha importanti implicazioni in quanto suggerisce in maniera chiara che l'attività motoria modula i meccanismi di proliferazione neuronale. Tutto questo può apparire rivoluzionario e affascinante e sicuramente lo è. Io stessa mi sono emozionata quando per la prima volta vidi al microscopio un neurone piramidale colorato con il metodo Golgi e ogni volta mi meraviglio di fronte alla complessità e al tempo stesso semplicità del nostro SNC. Così rimasi a bocca aperta quando ascoltai a un congresso Giacomo Rizzolatti[10] (1937-) presentare un video sui *neuroni specchio*. E sono stati proprio questi neuroni, localizzati in determinati punti della neocorteccia, che hanno fatto ripartire da zero tutta la conoscenza sul sistema motorio. Fino agli anni '80, tutti sapevano che se la mano si muove per afferrare una penna, si attiva un circuito motorio che dalla corteccia cerebrale arriva fino al midollo spinale e da lì sull'effettore. Però nessuno, *forse*, poteva immaginare che se si osserva qualcun'altro afferrare la penna, il circuito motorio dell'osservatore si attiva ugualmente, anche senza azione. E ancora, nessuno poteva pensare che questi particolari neuroni risiedessero anche in aree corticali considerate non motorie, come la corteccia parietale posteriore, area classicamente deputata all'integrazione delle informazioni sensoriali. Forse qualcuno si era già reso conto che parlare di sistema motorio potesse essere troppo riduttivo, così come pensare che alla base del movimento ci sia una semplice programmazione seriale e gerarchica. L'elaborazione dell'informazione motoria non si risolve tra i classici circuiti motori, ma necessita di ulteriori circuiti, che nessuno, mai e poi mai, avrebbe considerato motori. Quindi, cos'è il sistema motorio?

A questa domanda Giacomo Rizzolatti, insieme con i suoi collaboratori e molti altri che per ovvi motivi di spazio non posso elencare, e a tutti i neuroscienziati dell'attività motoria, sta cercando di rispondere, così come io in questo libro.

1.3   Metodi di studio dell'attività motoria

L'attività motoria viene studiata con diversi approcci e con differenti metodiche a seconda di ciò che si vuole indagare. In questa sezione non verranno descritte tutte le tecniche utilizzate per studiare i correlati neuronali che ci consentono di spostarci, ma solo quelle citate negli studi che analizzeremo nei capitoli successivi.

Anche grazie allo sviluppo tecnologico, oggi sappiamo abbastanza bene come è organizzato il sistema motorio, quali sono i circuiti neuronali alla base di alcuni comportamenti, il loro sviluppo e quanto potente sia la relazione con l'ambiente per la maturazione cerebrale e per i fenomeni di neuroplasticità. Sappiamo, per esempio, a grandi linee cosa avviene all'interno del nostro cervello in condizioni di significativo esercizio fisico o in seguito a eventi lesivi. Tali conoscenze hanno permesso e

---

[10] Giacomo Rizzolatti è stato uno dei neuroscienziati che ha scoperto i neuroni specchio fornendo un notevole contributo alle neuroscienze dell'attività motoria e a tutti gli studiosi del SNC. Per le sue ricerche ha ricevuto importanti riconoscimenti tra cui, nel 1982, il premio Golgi per la fisiologia dell'Accademia Nazionale dei Lincei.

stanno consentendo di trovare strategie terapeutiche per la prevenzione e la cura delle molteplici patologie neurologiche che investono i domini motori. Inoltre, è recente la scoperta precedentemente accennata, peraltro italiana, che all'interno del cervello esistono neuroni che si attivano sia compiendo un'azione sia anche solo osservandola [21, 22]. Tutto ciò è stato reso possibile grazie all'amore per la ricerca di migliaia di studiosi che hanno avuto la fortuna di utilizzare metodiche di indagine sempre più sofisticate e all'avanguardia.

La ricerca scientifica in generale e quella nel campo dell'attività motoria in particolare hanno seguito strade parallele spesso convergenti, nel senso che alcuni studiosi si sono dedicati a capire il funzionamento del sistema motorio umano, altri ad analizzare il comportamento motorio negli animali come scimmie e roditori. Entrambi gli approcci hanno pregi e limiti. Prima di esaminarli è necessario riflettere sulla sperimentazione animale che ha consentito enormi progressi scientifici, rivoluzionarie scoperte e l'ideazione di validi strumenti terapeutici. Non tutti sanno che gli animali impiegati negli esperimenti di neuroscienze sono un numero minimo rispetto agli animali utilizzati come cibo, sono trattati secondo un preciso codice etico condiviso in tutto il mondo e sono utilizzati solo se strettamente necessari [23]. Tale considerazione non vuole assolutamente privilegiare un approccio di ricerca condotto esclusivamente sugli animali. È sempre bene verificare se ci siano altri modi possibili per indagare quello che si vuole studiare. E se da un lato questo aspetto è un giusto freno alla sperimentazione animale, il non poter esplorare "in vivo" i meccanismi cellulari e molecolari alla base dei nostri comportamenti sul cervello umano costituisce il limite della ricerca sull'uomo.

Ma è vantaggioso studiare il cervello di altre specie per la comprensione dei meccanismi che regolano il funzionamento del nostro sistema motorio? Se consideriamo i risultati della ricerca sperimentale possiamo rispondere positivamente a questo e ad altri quesiti simili. Fermo restando che l'uomo appartiene alla specie più evoluta ed è caratterizzato da un cervello estremamente complesso, molti dei meccanismi biologici, non solo relativi al sistema motorio, sono del tutto sovrapponibili a quelli presenti in altre specie. Nonostante le diverse complessità che si incontrano salendo la scala filogenetica, il SN di tutti i mammiferi ha caratteristiche comuni (Fig. 1.3 a, b). Per esempio, da un punto di vista macroscopico, tutti i SN sono distinti in una porzione centrale (SNC) composta da encefalo e midollo spinale e da una porzione periferica (SNP) composta dal sistema nervoso somatico e dal sistema nervoso viscerale. Più microscopicamente, i neuroni di un topo hanno gli stessi elementi (dendriti, soma, assone, terminali sinaptici) di quelli di un uomo (Fig. 1.3 c). Fisiologicamente, le modalità di trasmissione dei messaggi nervosi (il linguaggio con cui parlano due neuroni che sta alla base di ogni comportamento) di un calamaro sono le stesse di quelle dei neuroni umani! Certo il calamaro interagisce con l'ambiente effettuando movimenti stereotipati, l'uomo anche pianificando e compiendo azioni. Inoltre, la complessità del cervello che aumenta salendo la scala filogenetica si traduce anche in una maturazione delle strutture cerebrali attraverso un percorso comunemente definito "dal basso verso l'alto", nel senso che più si sale e più si incontrano specie evolute con le strutture più rostrali organizzate e complesse, fino ad arrivare all'uomo che presenta un'architettura corticale molto

Fig. 1.3 Caratteristiche comuni dei cervelli di mammiferi. Raffigurazione in scala del cervello di ratto (**a**) e di uomo (**b**) con un rispettivo neurone corticale piramidale, entrambi evidenziati con il metodo di Golgi (**c**). *Fonte: Laboratorio di Neurofisiologia Sperimentale e del Comportamento, IRCCS Fondazione Santa Lucia, Roma (**c**, a sinistra) e Laboratorio di Neuromorfologia Quantitativa, Dipartimento di Psicologia, Colorado College (**c**, a destra)*

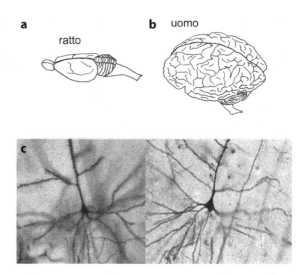

sofisticata, in cui ampio spazio viene occupato da vasti territori corticali deputati all'integrazione delle numerose informazioni da elaborare.

1.3.1 Tecniche di neuroanatomia

Le conoscenze che oggi abbiamo riguardo all'architettura e alla plasticità del sistema motorio provengono in buona parte anche da ricerche sperimentali che hanno utilizzato le tecniche di neuroanatomia. Tra queste, particolare importanza rivestono le tecniche di neuroanatomia funzionale come il *trasporto assonale*, l'*istochimica* e l'*immunoistochimica*[11].

Le *tecniche di trasporto assonale* rappresentano un approccio sperimentale molto efficace allo studio dei circuiti neuronali sottostanti i comportamenti motori e non solo, in quanto hanno permesso di identificare con un alto grado di precisione molte delle proiezioni anatomiche delle vie nervose. Tali metodi si basano sull'uso di particolari sostanze che dopo essere trasportate lungo l'assone in via retrograda e/o anterograda vengono successivamente identificate al microscopio con particolari colorazioni. Grazie a questa tecnica, proprio negli ultimi mesi alcuni ricercatori americani hanno evidenziato altre connessioni anatomiche tra il cervelletto e la corteccia motoria ampliando così la conoscenza del ruolo di questa struttura nel controllo del movimento [24].

Le tecniche *isto-* e *immunoistochimiche* consentono una mappatura e un'analisi morfofunzionale di particolari gruppi neuronali attraverso l'espressione, nei tessuti e nelle cellule, di molecole con funzione enzimatica (tecniche istochimiche) o dotate di proprietà antigeniche (tecniche immunoistochimiche). Nel caso delle tecniche

---

[11] Ovviamente tali tecniche trovano largo impiego anche nello studio dei substrati biologici di molte funzioni cerebrali, non solo motorie.

Fig. 1.4 Esempi di tecniche istochimiche e immunoistochimiche nel cervello di ratto. **a** Porzione della corteccia frontale colorata con la CO; **b** corpi cellulari di neuroni del proencefalo basale ChAT-immunopositivi. *Fonte: Laboratorio di Neurofisiologia Sperimentale e del Comportamento, IRCCS Fondazione Santa Lucia, Roma*

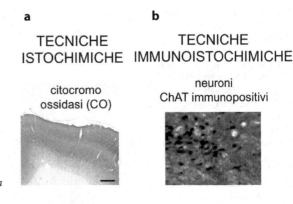

a

TECNICHE ISTOCHIMICHE

citocromo ossidasi (CO)

b

TECNICHE IMMUNOISTOCHIMICHE

neuroni ChAT immunopositivi

istochimiche, sottili sezioni di tessuto vengono incubate in soluzioni che costituiscono il substrato nel quale si producono direttamente reazioni chimiche con le molecole presenti nel tessuto stesso. È per questo motivo che tali tecniche consentono una valutazione dello stato funzionale dei gruppi di neuroni. Infatti è proprio l'intensità della reazione istochimica (colorazione del tessuto) che, dipendendo dalla disponibilità dell'enzima studiato, è funzione dello stato metabolico della cellula. Le variazioni dell'intensità della reazione istochimica rappresentano un indice fedele dello stato funzionale dei gruppi neuronali analizzati. I tessuti, montati con particolari procedure sui vetrini, vengono poi analizzati al microscopio che è quasi sempre collegato a un computer in cui sono disponibili specifici programmi di analisi dell'immagine e di valutazione densitometrica (cioè dell'intensità del tessuto). Una tecnica istochimica esemplare consiste nella visualizzazione della citocromo ossidasi (CO), un enzima mitocondriale del metabolismo energetico, la cui espressione è regolata dall'attività neuronale (Fig. 1.4 a). Tale enzima è considerato un potente marcatore dell'attività cerebrale metabolica e funzionale in condizioni sia normali sia patologiche, come per esempio l'invecchiamento e il recupero funzionale dopo lesione. L'esempio storico per eccellenza proviene dagli studi di Margaret Livingston e David Hunter Hubel che hanno evidenziato come nella corteccia visiva primaria della scimmia siano presenti zone circoscritte con un'intensa espressione della CO. Tali macchie sono state chiamate *blob* e sono coinvolte nel riconoscimento dei colori [25].

Le *tecniche immunoistochimiche*, invece, permettendo di evidenziare qualsiasi costituente cellulare dotato di proprietà antigeniche, consentono di ottenere un alto grado di definizione strutturale e topografica delle caratteristiche chimiche del SNC. Potenzialmente si possono ottenere anticorpi per qualsiasi tipo di molecola grazie alle proprietà del sistema immunitario di svilupparne di specifici. In pratica, la molecola da studiare viene iniettata nel corpo dell'animale al fine di innescare la risposta immunitaria che produce gli anticorpi specifici. Questi vengono poi prelevati con un campione di sangue e isolati. Quando vengono applicati a sezioni di tessuto, gli anticorpi prodotti si legano ai siti specifici che contengono la molecola iniettata. In questo modo, con determinate procedure di colorazione, è possibile visualizzare le porzioni di tessuto in cui è avvenuto il legame antigene-anticorpo. Un'applicazione di questa tecnica è la visualizzazione della colin-acetiltransferasi (ChAT), un enzima che sintetizza acetilcolina (ACh)[12], uno dei neurotrasmettitori maggiormente utilizzati dal SNC. L'espressione della ChAT nelle cellule nervose indica se il neurotrasmettitore utilizzato sia l'ACh. Come vedremo, l'ACh è il neurotrasmettitore secreto dai motoneuroni che innesca una serie di fenomeni chimici ed elettrici alla base della contrazione muscolare. Anche attraverso la localizzazione dei corpi cellulari ChAT-immunopositivi all'interno del SNC (Fig. 1.4 b), si è potuto dimostrare che l'ACh è implicata in alcune funzioni cognitive come l'apprendimento e la memoria [27, 28]. Oggi, infatti, si parla di sistema colinergico in generale e di sistemi colinergici quando ci si riferisce a particolari gruppi di neuroni colinergici localizzati in parti specifiche del SNC. Inoltre, sono sempre maggiori le evidenze che suggeriscono una correlazione tra i fenomeni degenerativi a carico del sistema colinergico e la malattia di Alzheimer [29].

1.3.2 Registrazione dell'attività neuronale

La ricerca sperimentale ha fortemente contribuito alla comprensione del sistema motorio. Come vi ricorderete, dopo gli studi di Broca sulla localizzazione corticale del linguaggio, iniziarono una serie di "sperimentazioni elettrofisiologiche" che valutavano l'attività elettrica dei neuroni nella corteccia motoria di cani in seguito a determinati movimenti. Fu anche da questi risultati che quasi un secolo dopo Penfield evidenziò l'*homunculus* motorio. Molto più tardi, Rizzolatti e i suoi collaboratori, ovviamente con metodiche elettrofisiologiche più precise, scoprirono i neuroni specchio nella scimmia.

Nei primi esperimenti elettrofisiologici si era in grado di registrare l'attività di gruppi neuronali in un'unica e determinata condizione; oggi, grazie ai progressi scientifici, possiamo registrare l'attività di un singolo neurone in più condizioni e con modalità diverse. Pensate che in uno dei primi studi sui neuroni specchio sono stati registrati singolarmente, in un'area frontale di un macaco, ben 532 neuroni di cui 92 "sparavano"[13] sia quando la scimmia afferrava un oggetto sia quando a farlo era solo lo sperimentatore [30].

Quest'evoluzione elettrofisiologica è stata resa possibile grazie all'inserimento di *microelettrodi*, veri e propri aghi inseriti all'interno della neocorteccia dell'animale per diverso tempo. All'inizio del secolo scorso invece si utilizzavano *macroelettrodi*, ossia piccole placche di metallo in grado di registrare l'attivazione di un bel pezzettino corticale.

L'utilizzo di macroelettrodi, benché sia un metodo abbastanza grossolano e con un basso potere di risoluzione, fornisce una visione globale dell'attività cerebrale e per questo motivo non è mai stato abbandonato. I clinici lo utilizzano ancora per evidenziare alcune patologie come per esempio l'epilessia, mentre i ricercatori sperimentali per studiare gli stati di coscienza e il processo del sonno [31, 32]. Questa

---

[12] L'ACh è stato il primo neurotrasmettitore nel SNC a essere scoperto [26].
[13] Un neurone che "spara", in gergo scientifico, è un neurone che è attivato, depolarizzato e rilascia il neurotrasmettitore.

metodica oggi si chiama *elettroencefalografia* e la rappresentazione grafica composta da una serie di onde (il tracciato che ne deriva) è l'*elettroencefalogramma* (EEG) ottenibile abbastanza facilmente in modo non invasivo e indolore. Il primo a farne uso sull'uomo fu lo psichiatra Hans Berger che, intorno agli anni '30, si accorse che i tracciati dell'EEG variavano in relazione allo stato di coscienza del soggetto, cioè erano diversi a seconda che la persona esaminata fosse sveglia, addormentata, anestetizzata o avesse crisi epilettiche. Normalmente i macroelettrodi vengono posti in punti specifici del cuoio capelluto secondo uno schema standard. Poiché il posizionamento degli elettrodi è esterno alla superficie cerebrale, il segnale elettrico delle aree cerebrali, prima di arrivare sugli elettrodi, incontra diversi ostacoli, come le meningi, il liquor, le ossa del cranio, lo scalpo. Pertanto, per generare un segnale EEG abbastanza grande da poter essere rilevato è necessario che si attivino insieme migliaia di neuroni. Infatti, l'EEG registra proprio la somma dei potenziali postsinaptici rilevati principalmente dai neuroni corticali piramidali la cui attività è modulata dai neuroni delle strutture sottocorticali. Quando gli elettrodi sono impiantati direttamente sulla neocorteccia, come per esempio durante le operazioni neurochirurgiche, si registra un tracciato identico a quello dell'EEG, ma con onde di maggiore ampiezza in quanto è frapposto un numero minore di ostacoli. In questo caso si parla di *elettrocorticogramma* (ECoG).

Una tecnica che si basa sull'elettroencefalografia è la registrazione dei *potenziali evocati* (PE), chiamati così proprio perché sono generati da un determinato stimolo. Questa metodica viene impiegata soprattutto per valutare l'integrità delle vie nervose sensoriali e motorie. Nei PE, gli elettrodi di superficie vengono posizionati in determinate porzioni del cuoio capelluto in corrispondenza di specifiche aree neocorticali. Si registrano così l'attività neuronale dopo la somministrazione di uno stimolo (potenziali evocati sensoriali) e le risposte muscolari evocate da stimoli elettrici o magnetici (potenziali evocati motori). Nel caso dei PE sensoriali, la *latenza*, ossia il tempo che intercorre tra l'applicazione dello stimolo e l'attivazione dei neuroni corticali, sarà soggetta alle proprietà del sistema sensoriale che ha elaborato lo stimolo. Immaginiamo di pizzicare dolcemente il dorso della mano destra di un soggetto durante la registrazione dei PE. Lo stimolo (il pizzico) verrà dapprima catturato dai recettori somato-sensitivi della mano, tradotto in una lingua comprensibile dal SNC (il termine corretto è "trasduzione del segnale") e spedito lungo la via della sensibilità tattile e propriocettiva che termina nella corteccia parietale sinistra, precisamente nell'area somato-sensitiva primaria (o S1 che corrisponde all'area 3,1,2 di Brodmann). Questo cammino ha una durata fissa perché percorre sempre la stessa "strada anatomica" e si ferma sempre nelle stesse stazioni di servizio (la via della sensibilità tattile e propriocettiva è infatti costituita da una serie di neuroni che comunicano a precisi livelli). Pertanto, ogni volta che si pizzica la mano destra nello stesso punto e con la stessa intensità, il segnale nervoso ripercorre la strada sopra descritta. In questo modo, i PE consentono di studiare il tempo che il segnale dalla periferia (pizzico) impiega ad arrivare in corteccia, permettendo così di diagnosticare alcune patologie.

I PE motori valutano l'integrità delle vie motorie nonché l'innervazione muscolare. Lo stimolo, questa volta, va applicato al centro motorio che si vuole esaminare e gli elettrodi vengono posti sui muscoli prossimali e distali degli arti superiori e inferiori per registrare le risposte muscolari evocate dallo stimolo. Anche in questo caso, la latenza è un indicatore prezioso per diagnosticare eventuali anomalie.

Per valutare l'attività elettrica delle fibre muscolari durante una contrazione si ricorre all'*elettromiografia* (EMG) che permette di registrare l'attività di una o di più *unità motorie*[14] consentendo la diagnosi di alcune malattie a carico del SNP. In genere, l'EMG è eseguita insieme con l'*elettroneurografia* (ENG) che consente l'esame della conduzione nervosa sia degli impulsi sensitivi sia dei comandi motori.

1.3.3 Neurovisualizzazione strutturale e funzionale

Le tecniche di *neurovisualizzazione*, chiamate anche di *neuroimaging*, hanno permesso di diagnosticare molteplici patologie a carico del SNC. Inoltre, il poter "fotografare" il cervello (*tecniche di neurovisualizzazione strutturale*) in aggiunta al "vedere" cosa succede al suo interno in determinate condizioni (*tecniche di neurovisualizzazione funzionale*) ha aumentato in pochissimo tempo le conoscenze sulle funzioni cerebrali e ha permesso di svelare qualche segreto della "scatola nera". Lo sviluppo tecnologico in questo campo è stato a dir poco determinante per comprendere come il sistema motorio non è solo l'esecutore di comandi ma è anche, e soprattutto, un sistema capace di pianificare e immaginare azioni nonché di comprendere quelle effettuate da altri.

Tra le tecniche di neurovisualizzazione strutturale è bene ricordare la *tomografia computerizzata* (TC) e la *risonanza magnetica* (RM). La prima permette di ottenere immagini tridimensionali ad alta risoluzione del cervello e di altre parti del corpo utilizzando raggi X combinati a un sistema computerizzato. Viene utilizzata in tutte le situazioni di emergenza, come per esempio traumi cranici e ischemie, e può essere eseguita con o senza mezzo di contrasto. Nelle prime TC si ottenevano immagini radiologiche solo sul piano assiale (per questo motivo la denominazione era tomografia assiale computerizzata, TAC), adesso invece si ottengono immagini radiologiche anche sui piani coronali e sagittali. Recentemente si stanno affermando sia la *TC spirale*, chiamata così perché l'apparecchiatura che emette i raggi X ruota a spirale attorno al paziente, sia la *TC multistrato*, che permette di ottenere immagini di sezioni sottilissime. Entrambe consentono di rilevare in tempi molto ridotti un elevato numero di immagini. La RM a oggi rappresenta l'esame diagnostico strutturale di ultima generazione. Sfruttando le proprietà dei campi magnetici della materia, è completamente innocua e garantisce una buona risoluzione delle strutture encefaliche e spinali. In più, permette di visualizzare i processi alla base di alterazioni strutturali del tessuto nervoso come infiammazioni, ischemie e fenomeni neurodegenerativi e consente di diagnosticare tumori o metastasi. Viene spesso utilizzata per la diagnosi di ernie del disco della colonna vertebrale.

---

[14] Un'*unità motoria* è la più piccola unità funzionale del sistema motorio controllata dal SNC ed è costituita dal motoneurone e dall'insieme delle fibre muscolari che innerva. Il termine è stato introdotto da Edward Liddel e Charles Sherrington nel 1925.

Uno sviluppo importante della RM è la *risonanza magnetica funzionale* (fRMI), in grado di visualizzare con buona risoluzione spaziale (3-6 millimetri) e temporale (pochi secondi) un aumento del flusso sanguigno in determinate regioni cerebrali, consentendo di studiare i pattern di risposta funzionale cerebrale a seguito di stimolazioni di varia natura o allo svolgimento di compiti cognitivi e motori. Oggi, il suo utilizzo è soprattutto focalizzato verso la comprensione dei meccanismi che consentono a gruppi di neuroni, anatomicamente distanti ma funzionalmente collegati, di interagire tra loro. Grazie a questa tecnica, conosciamo molte delle strutture cerebrali coinvolte in determinati comportamenti. Per esempio, in un recente studio si è dimostrato come l'osservazione di atti motori di tipo ingestivo da parte di "attori" appartenenti a specie diversa, determina l'attivazione di due aree del lobo parietale inferiore, della porzione posteriore del giro frontale inferiore nonché del giro precentrale e tale attivazione prescinde dalla specie osservata [33].

Un'altra tecnica di neurovisualizzazione funzionale è la *tomografia a emissione di positroni* (PET). Apparentemente può sembrare simile alla fRMI in quanto in entrambe il soggetto viene inserito per un certo tempo (anche qualche ora) in un tubo all'interno del quale deve stare immobile o, a seconda dello scopo, svolgere compiti di diversa natura (sfogliare un libro, guardare un video, ripetere delle parole, ascoltare suoni ecc.). Al di là di questo aspetto, però, la PET e la fRMI valutano in modo diverso aspetti differenti dell'attività cerebrale. Infatti, la PET misura l'attività metabolica delle aree cerebrali più attive durante un determinato compito servendosi di molecole radioattive, mentre la fRMI lo fa sfruttando campi magnetici. Oltre a essere molto costosa, la PET non è del tutto innocua. Per eseguirla occorre iniettare nel circolo sanguigno un isotopo radioattivo (che comunque ha una breve emivita per non causare danni all'organismo), in genere fluorodeossiglucosio, e aspettare che questo si concentri nel tessuto. Una maggiore concentrazione della molecola in un'area cerebrale riflette una maggiore attivazione metabolica. Nonostante tali svantaggi, la PET viene spesso utilizzata sia nella pratica clinica per localizzare le metastasi di un tumore sia per la diagnosi di alcune malattie neurodegenerative. Nella ricerca sperimentale viene impiegata per studiare *in vivo* i correlati biologici delle funzioni cerebrali. Per esempio, alcuni ricercatori giapponesi si sono serviti proprio di questa metodica per valutare nella scimmia i fenomeni di plasticità neuronale in seguito a un trattamento riabilitativo per il recupero di destrezza delle dita dopo lesione parziale del midollo spinale [34].

1.3.4 Esempio di stimolazione cerebrale

Una tecnica non invasiva che permette di stimolare con impulsi elettromagnetici deboli e di breve durata le aree cerebrali è rappresentata dalla *stimolazione magnetica transcranica* (TMS). Mediante questa metodica è possibile modulare l'eccitabilità neuronale stimolando o disattivando temporaneamente le aree cerebrali attraverso una bobina posta sopra lo scalpo che trasmette un campo magnetico alle aree cerebrali sottostanti. In questo modo è possibile studiare il funzionamento dei circuiti neuronali alla base di diverse funzioni e durante compiti specifici. Per dare un'idea, la TMS in corteccia motoria primaria causa visibili contrazioni muscolari della mano controlaterale alla stimolazione, in corteccia visiva primaria produce la percezione di fosfeni, sul cervelletto riduce l'efficienza nell'esecuzione di sequenze di movimenti. Il suo ingresso nel mondo medico e scientifico intorno alla metà degli anni '80 ha permesso a molti ricercatori di produrre in soggetti normali delle lesioni virtuali che mimano con elevata risoluzione temporale l'effetto di patologie neurologiche e possono consentire di stabilire se una determinata regione cerebrale sia necessaria per la funzione studiata. Per esempio, tramite questa tecnica è stato possibile confermare il ruolo del cervelletto nell'acquisizione di procedure visuo-motorie. In particolare, alcuni neuroscienziati italiani, registrando gli errori durante l'apprendimento di un compito visuo-motorio, hanno evidenziato come in presenza di "disconnessione" cerebellare risulti molto difficile acquisire nuove informazioni [35, 36]. Più avanti ritorneremo su questi esperimenti approfondendo anche la prima applicazione della TMS che ha consentito di dimostrare l'esistenza dei neuroni specchio nell'uomo [22]. Inoltre, gli studi clinici con questa metodica hanno dato importanti indicazioni su diverse patologie neurologiche come il morbo di Parkinson e la sclerosi multipla. Alcuni la utilizzano addirittura per modulare l'umore e la impiegano nella cura della depressione. La TMS trova applicazione anche negli studi con animali. Per esempio, è stata utilizzata sul gatto per mimare i caratteristici deficit attentivi propri della sindrome di neglect[15] [37].

1.3.5 Metodi di analisi del movimento

Le metodiche che abbiamo descritto permettono di studiare cosa accade nel cervello in determinate condizioni e quindi anche di capire il substrato neuronale delle nostre azioni, ossia di analizzare il *perché* ci muoviamo e compiamo gesti nonché *come* avvengono tali processi.

Se vogliamo invece quantificare il prodotto dell'elaborazione motoria dobbiamo spostarci su un sistema di analisi diverso che prende in considerazione il *movimento*[16] in tutti i suoi aspetti. Per esaminare ciò dobbiamo affacciarci ai domini della *biocinematica*, la sezione della biomeccanica che studia le proprietà del movimento senza tener conto delle cause che lo determinano. In questo modo, possiamo per esempio misurare la posizione del baricentro del corpo, l'angolo che si crea tra due segmenti corporei, la distribuzione delle forze negli arti superiori e inferiori. Questi e altri parametri informano sullo stato di salute dell'apparato muscolo-scheletrico e, come immaginabile, sono estremamente importanti ai fini di valutazioni cliniche e riabilitative. Per questo, la conoscenza del grado di benessere e delle potenzialità miglio-

---

[15] I pazienti affetti da neglect *ignorano* gli stimoli nel loro campo visivo sinistro, ma non perché non ci vedono, il loro apparato visivo funziona benissimo! Il deficit, infatti è di *tipo attentivo* e non sensoriale ed è, in genere, conseguenza di una lesione parietale posteriore destra. Per esempio, non mangiano il cibo se si trova nella parte sinistra del piatto o ricopiano solo la parte destra di un disegno.

[16] Come verrà specificato nel prossimo capitolo, per *movimento* si intende l'attivazione di un limitato distretto muscolare che produce lo spostamento nello spazio di una o più articolazioni.

rative dell'apparato muscolo-scheletrico ha catturato l'attenzione in molti settori. Per esempio in ergonomia tali informazioni sono fondamentali per la progettazione di strumenti, attrezzi e ambienti, addirittura nel cinema, per le animazioni digitali. Non da ultimo, lo studio dei parametri legati al prodotto dell'elaborazione motoria caratterizza buona parte della ricerca in ambito sportivo per il miglioramento del gesto atletico e per la prevenzione degli infortuni.

Dopo i primi sistemi di analisi dei movimenti delle articolazioni durante il cammino che, come vi ricorderete, erano basati sull'applicazione di rudimentali elettrodi emittenti corrente durante lo spostamento del soggetto (Box 1.1), oggi la tecnologia permette di "calcolare" tali movimenti con sistemi più o meno complessi, la maggior parte dei quali collegati a un software di analisi specifico. Per esempio, gli *elettrogoniometri* misurano l'escursione delle articolazioni, mentre gli *accelerometri* le accelerazioni lineari dei vari segmenti corporei su cui vengono posizionati determinati sensori. Sistemi più sofisticati sono rappresentati da indumenti speciali, calze, scarpe, tute, anch'essi dotati di sensori. Il *data-glove*, per citarne uno, è un guanto che registra il movimento delle dita della mano.

Recentemente si è coniato il termine di *motion capture* (MoCap) o *cattura del movimento* per identificare i più moderni meccanismi di registrazione tridimensionale del movimento umano che si basano su sistemi di più telecamere emettitrici di luce rossa o infrarossa e di marcatori riflettenti di diversa tipologia. Il MoCap trova largo impiego non solo nella riabilitazione ortopedica e neurologica, ma anche nello sport per migliorare il gesto atletico, nell'ergonomia e, ovviamente, nella ricerca scientifica. In Figura 1.5 è mostrato un esempio di applicazione nella scherma per

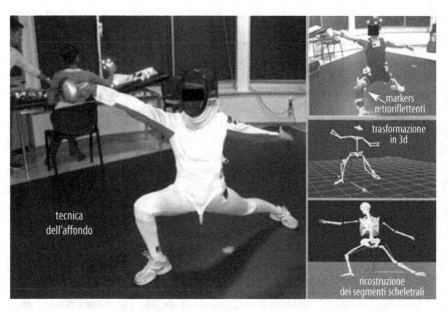

Fig. 1.5 Il MoCap nello sport. *Fonte: Laboratorio di Neuromeccanica, Facoltà di Scienze Motorie, Università "Parthenope" di Napoli*

Fig. 1.6 L'ecografia 4D valuta i movimenti fetali. Nell'immagine c'è Leonardo, il mio bimbo, al quinto mese di gravidanza

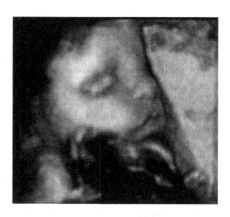

migliorare la tecnica dell'affondo. Come si può osservare, l'atleta ha sul corpo dei marker retroriflettenti posizionati in particolari punti di repere anatomici. L'affondo schermistico compiuto viene acquisito in tempo reale. I dati ottenuti vengono trasformati in 3D da parte di sofisticati algoritmi ed esportati in software specifici che ricostruiscono i segmenti scheletrali. In questo modo, si può vedere sul monitor di un computer il movimento dei marker che verrà successivamente elaborato con un sistema multiplo di analisi specifico.

Come curiosità, anche la moderna ecografia 4D utilizzata per la valutazione dei movimenti fetali cattura il movimento umano attraverso generatori di ultrasuoni abbinati ad appositi sensori. Con questa metodica si visualizzano in tempo reale i movimenti degli arti e quelli facciali (Fig. 1.6).

1.3.6 Valutazione del comportamento

Quando ho frequentato alcune lezioni del corso di laurea in Psicologia e in particolare dell'indirizzo Generale e Sperimentale, uno dei miei professori, che ricordo con molto affetto, sottolineava sempre il concetto che la migliore analisi del comportamento è l'*osservazione*. Un buon osservatore, infatti, oltre a vedere, percepisce e capisce il perché di certi comportamenti. Con tale impostazione sono entrata a far parte di un prestigioso team di neuroscienziati[17] che mi hanno insegnato "come" vedere e valutare il comportamento attraverso un approccio sperimentale. Un esempio che esula dal contesto scientifico, ma pertinente alla spiegazione del concetto di come si dovrebbe valutare il comportamento, riguarda l'osservazione di un gruppo di bambini che giocano intorno a uno scivolo, esperienza credo comune a molti. Alla maggior parte sarà saltato all'occhio il bambino "dominante", quello che in un certo senso detta le regole del gioco, e il bambino più remissivo, colui che le "subisce". Quanti di

[17] Laura Petrosini, Marco Molinari, Maria G. Leggio, Alessandro Graziano, Paola Neri e Liliana Grammaldo mi hanno fornito i preziosi strumenti conoscitivi e metodologici per studiare i correlati biologici delle funzioni cognitive e motorie.

voi si saranno chiesti il perché di tale diversità e soprattutto quanti avranno esaminato il contorno della scena, quello che avviene al di là dello scivolo, per esempio il comportamento dei genitori? Sicuramente pochi e ancora in numero minore si saranno soffermati a indovinare se il rossore del bambino dominante potesse essere dettato dal sudore o da altri fattori. Osservazioni importanti su cui è bene riflettere quando si valuta l'attività motoria o si insegnano comportamenti motori.

L'osservazione sperimentale dell'attività motoria tende a valutare in maniera analitica e al tempo stesso globale i diversi tipi di comportamento motorio tenendo sempre in considerazione l'influenza dello stato emozionale e attentivo, nonché delle abilità mnesiche del soggetto osservato. Il test per eccellenza che valuta tali aspetti è l'*open field*. Quasi sempre eseguito su topi e ratti, consiste di un ampio spazio circolare in cui l'animale è libero di muoversi e di esplorare l'ambiente. Il compito dello sperimentatore (l'osservatore) è quello di appuntare tutti i comportamenti messi in atto dall'attore (l'animale). A onore del vero, oggi in quasi tutti i laboratori sopra l'open field è posizionata una telecamera collegata al computer che osserva oggettivamente il comportamento esibito dall'animale. Un bravo ricercatore dovrebbe però essere sempre presente con carta e matita per scrivere su uno specifico protocollo in tempo reale quanto osservato. Il test dell'open field consiste di un diverso numero di sessioni o prove intervallate da tempi di riposo in cui l'animale viene rimesso nella gabbia. Nei protocolli più classici, nella prima sessione si valuta l'attività locomotoria, ossia quanto percorso effettua l'animale e "dove" l'animale concentra il suo cammino. Un percorso periferico potrebbe voler dire che l'animale non è tranquillo e quindi non si espone a spazi aperti che non conosce. Viceversa, attraversamenti verso i settori centrali potrebbero denotare sicurezza. Uso il condizionale perché molto dipende dal contesto. Un animale con un deficit procedurale, caratteristico di una lesione al cervelletto, non sarà in grado di attraversare ampi spazi e rimarrà in questo modo costretto a girare nei settori periferici. Così, un animale con una degenerazione dei centri emozionali del sistema limbico potrebbe percorrere l'intero open field senza mai passare nei settori periferici perché non è in grado di percepire una potenziale situazione di pericolo. Per analizzare il contesto in tutti i suoi aspetti, pertanto, si valutano anche altri indici, classificati come emozionali quali, per esempio, il numero dei boli defecati e il tempo in cui l'animale resta immobile, un comportamento chiamato *freezing*. Oltre alla valutazione dell'attività motoria, l'open field, permette di valutare anche la capacità di esplorare gli oggetti familiari e quelli nuovi e l'abilità di discriminare cambiamenti spaziali.

I test comportamentali impiegati nella ricerca sperimentale vengono anche utilizzati nella ricerca sull'uomo in quanto consentono di valutare capacità motorie, esplorative e mnesiche con un approccio totalmente ecologico vissuto dal soggetto che viene esaminato come un gioco divertente.

Un esempio è il *labirinto radiale*, uno strumento molto impiegato nella ricerca sugli animali per valutare la memoria spaziale, ideato alla fine degli anni '70 da Olton e Samuelson [38] (Fig. 1.7 a). Recentemente il labirinto radiale è stato adattato sull'uomo. Tale test consiste in una piattaforma da cui si irradiano un numero, generalmente otto, di corridoi alle cui estremità è posizionato un secchiello in cui è inserita una ricompensa, come una pallina o, se il soggetto sperimentale è un bam-

Fig. 1.7 Il test del labirinto radiale. Nella figura è riprodotto uno schema di labirinto radiale impiegato in ambito animale (**a**) e la fotografia di una versione adattata per adolescenti e adulti (**b**)

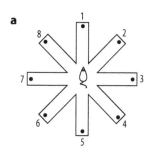
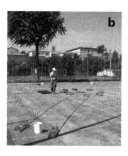

bino, un giochino (Fig. 1.7 b). Il compito è quello di esplorare il labirinto e collezionare le otto ricompense commettendo meno errori possibili, ricordandosi quindi i corridoi già visitati per evitare di entrarci nuovamente e inutilmente. Questo test è stato utilizzato anche per studiare lo sviluppo ontogenetico delle strategie di esplorazione di un ambiente nei bambini sani [39] e i deficit di memoria a breve e a lungo termine in individui con patologie genetiche [40, 41].

È molto importante riflettere sui processi legati all'osservazione e alla comprensione delle azioni degli altri perché l'ambiente in cui viviamo ci impone un continuo scambio di messaggi verbali e non che devono essere decodificati. Qualcuno potrebbe interrogarsi sul perché inserire la comprensione del comportamento degli altri in un libro di neuroscienze. La risposta è semplice e sorprendente. Infatti, la decodifica delle azioni altrui è attribuita proprio al sistema motorio. La neuroscienziata Laila Craighero, una collaboratrice di Giacomo Rizzolatti, scrive che "...il sistema motorio non è un semplice esecutore di comandi ma è la chiave fondamentale per percepire gli oggetti che ci circondano e capire le azioni che vengono eseguite dagli altri" [42]. Più avanti, oltre a esaminare meglio questa importante funzione che caratterizza il "nuovo" sistema motorio, analizzeremo anche le regole con le quali il sistema motorio comprende e agisce.

Bibliografia

1. Alt KW, Jeunesse C, Buitrago-Téllez CH et al (1997) Evidence for stone age cranial surgery. Nature 387:360
2. Lopez F (2004) Il pensiero olistico di Ippocrate (I). Percorsi di ragionamento e testimonianze. Pubblisfera, Cosenza
3. Finger S (1994) Origins of neuroscience: A history of explorations into brain function. Oxford University Press, Oxford
4. Adorno F, Gregory T, Verna V (1996) Manuale di storia della filosofia 1. Laterza, Roma
5. Mori G (2010) Cartesio. Carocci, Roma
6. Kandel ER (2003) Cervello e comportamento. In: Kandel ER, Schwartz JH, Jessel TM (eds) Perri V, Spidalieri G (ed italiana) Principi di neuroscienze. 2nd edn. Casa Editrice Ambrosiana, Milano
7. Spurzheim JG (1825) Phrenology, or the doctrine of the mind, 3rd edn. Knight, London
8. Von Bonin G (1960) Some papers on the cerebral cortex. Thomas Springfield, Illinois
9. Morabito C (1996) La cartografia del cervello. Il problema delle localizzazioni cerebrali nell'opera di David Ferrier, tra fisiologia, psicologia e filosofia. Franco Angeli, Milano

10. Morabito C (1998) Modelli della mente, modelli del cervello. Aspetti della psicologia fisiologica anglosassone dell'Ottocento. Franco Angeli, Milano
11. Pearce JMS (2004) Sir Charles Scott Sherrington and the synapse. J Neurol Neurosurg Psychiatry 75:544
12. Muybridge E (1899) Animals in motions. Chapman and Hall, London
13. Fischer O, Braune CW (1899) Der Gang des Menschen. BG Teubner, Wiesbaden
14. Brodmann K (1909) Vergleichende Lokalizationlehre der grosshirnrinde in ihren Prinzipien dargestellt auf Grund des Zellenbaues. Barth, Leipzig
15. Woolsey CN, Settlage PH, Meyer DR et al (1952) Patterns of localization in precentral and "supplementary" motor areas and their relation to the concept of a premotor area. Res Publ Assoc Res Nerv Ment Dis 30:238–264
16. Penfield W, Welch K (1951) The supplementary motor area of the cerebral cortex; a clinical and experimental study. AMA Arch Neurol Psychiatry 66:289–317
17. Merzenich MM, Nelson RJ, Stryker MP et al (1984) Somatosensory cortical map changes following digit amputation in adult monkeys. J Comp Neurol 224:591–605
18. Hubel D H (1989) Occhio, cervello, visione. Zanichelli, Bologna
19. Petrosini L, Mandolesi L, Vicari S (2010) Lo sviluppo del sistema nervoso. In: Vicari S, Caselli MC (eds) I disturbi dello sviluppo: neuropsicologia clinica ed ipotesi riabilitative. Il Mulino, Bologna
20. Colcombe SJ, Erickson KI, Scalf PE et al (2006) Aerobic exercise training increases brain volume in aging humans. J Gerontol Ser A: Biological Sci and Med Sci 61:1166–1170
21. Di Pellegrino G, Fadiga L, Fogassi L et al (1992) Understanding motor events: a neurophysiological study. Exp Brain Res 91:176–180
22. Fadiga L, Fogassi L, Pavesi G, Rizzolatti G (1995) Motor facilitation during action observation: a magnetic stimulation study. J Neurophysiol 73:2608–2611
23. Bear MF, Connors BW, Paradiso A (2002) Introduzione alle neuroscienze. In: Bear MF, Connors BW, Paradiso A (eds) Casco C, Petrosini L (ed italiana) Neuroscienze. Esplorando il cervello, 2nd edn. Masson, Milano
24. Coffman KA, Dum RP, Strick PL (2011) Cerebellar vermis is a target of projections from the motor areas in the cerebral cortex. Proc Natl Acad Sci USA 108:16068–16073
25. Livingstone MS, Hubel DH (1984) Anatomy and physiology of a color system in the primate visual cortex. J Neurosci 4:309–356
26. Feldberg W (1945) Recent views on the mode of action of acetylcholine in the central nervous system. Phisiol Rev 25:596–642
27. De Bartolo P, Leggio MG, Mandolesi L et al (2008) Environmental enrichment mitigates the effects of basal forebrain lesions on cognitive flexibility. Neuroscience 154:444–453
28. De Bartolo P, Gelfo F, Mandolesi L et al (2009) Effects of chronic donepezil treatment and cholinergic deafferentation on parietal pyramidal neuron morphology. J Alzheimer Dis 17:177–191
29. Bartus RT (2000) On neurodegenerative diseases, models and treatment strategies: lessons learned and lessons forgotten a generation following the cholinergic hypothesis. Exp Neurol 163:495–529
30. Gallese V, Fadiga L, Fogassi L, Rizzolatti G (1996) Action recognition in the premotor cortex. Brain 119:593–609
31. Moroni F, Nobili L, Curcio G et al (2008) Procedural learning and sleep hippocampal low frequencies in humans. NeuroImage 42:911–918
32. Marzano C, Ferrara M, Curcio G et al (2010) The effects of sleep deprivation in humans: topographical electroencephalogram changes in non-rapid eye movement (NREM) sleep versus REM sleep. J Sleep Res 19:260–268
33. Buccino G, Lui F, Canessa N et al (2004) Neural circuits involved in the recognition of actions performed by nonconspecifics: an FMRI study. J Cogn Neurosci 16:114–126
34. Nishimura Y, Onoe H, Onoe K et al (2011) Neural substrates for the motivational regulation of motor recovery after spinal-cord injury. PLoS One 6:e24854
35. Torriero S, Oliveri M, Koch G et al (2007) The what and how of observational learning. J Cogn Neurosci 19:1656–1663

36. Petrosini L (2007) "Do what I do" and "do how I do": different components of imitative learning are mediated by different neural structures. Neuroscientist 13:335–348
37. Valero-Cabré A, Rushmore RJ, Payne BR (2006) Low frequency transcranial magnetic stimulation on the posterior parietal cortex induces visuotopically specific neglect-like syndrome. Exp Brain Res 172:14–21
38. Olton DS, Samuelson RJ (1976) Remembrance of places passed: spatial memory in rats. J Exp Psychol Anim Behav Proc 2:97–116
39. Mandolesi L, Petrosini L, Menghini D et al (2009) Children's radial arm maze performance as a function of age and sex. Int J Dev Neurosci 27:789–797
40. Mandolesi L, Addona F, Foti F et al (2009) Spatial competences in Williams syndrome: a radial arm maze study. Int J Dev Neurosci 27:205–213
41. Foti F, Menghini D, Petrosini L et al (2011) Spatial competences in Prader-Willi syndrome: a radial arm maze study. Behav Genet 41:445–456
42. Craighero L (2010) Neuroni specchio. Il Mulino, Bologna

Movimento, atto motorio e azione

2

Nel capitolo precedente abbiamo visto l'impalcatura teorica su cui le neuroscienze si sono fondate nonché alcune tecniche che permettono di analizzare i substrati cerebrali del comportamento motorio e l'attività motoria in generale. Spero sia emerso che le conoscenze raggiunte in questo campo sono state conquistate con approcci diversi che hanno prodotto risultati confrontabili e ripetibili. Se da un lato la multidisciplinarietà ha consentito in molti casi un veloce progresso conoscitivo, dall'altro può aver generato una confusione terminologica non banale. Infatti, nonostante ci sia una forte integrazione e un fitto scambio di informazione sui risultati ottenuti, scienziati di diversa formazione non si esprimono allo stesso modo, per cui "movimento", "attività motoria", "azione", "atto motorio" ecc. vengono utilizzati in maniera intercambiabile. Ciò rende estremamente difficile la comprensione dei processi neuronali sottostanti il comportamento motorio e il primo a pagarne le conseguenze è lo studente che non sa dove trovare il giusto vocabolario. Ho intitolato questo libro *Neuroscienze dell'attività motoria* e non, per esempio, "Neuroscienze del movimento" proprio per sottolineare la necessità di chiarire la terminologia che caratterizza il sistema motorio.

2.1   Chiarimenti terminologici

Movimento, *atto motorio* e *azione* sono termini utilizzati per descrivere qualcuno che si sta muovendo o sta facendo qualcosa ma, per chi studia i substrati neuronali del comportamento motorio, non hanno lo stesso significato.

Il *movimento* è il risultato dell'attivazione di un limitato distretto muscolare che produce lo spostamento nello spazio di una o più articolazioni. Un esempio di movimento è la flessione di un dito della mano, la rotazione del polso ecc.

L'*atto motorio* è il risultato di più movimenti, eseguiti sinergicamente e in maniera fluida, che coinvolgono più articolazioni. A differenza dei movimenti, gli atti motori sono contraddistinti da uno scopo. Per afferrare una penna, per esempio, bisogna flettere il pollice e le altre dita della mano finché non se ne entra in possesso.

L'*azione* invece è una sequenza programmata di atti motori contraddistinta da uno scopo generale.

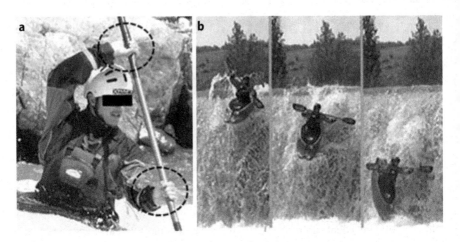

Fig. 2.1 Esempi di movimenti, atti motori e azione nel kayak fluviale. **a** Un atto motorio in cui la pala viene inserita in acqua con precisi movimenti dei polsi (*cerchi tratteggiati*); **b** alcuni degli atti motori che permettono l'azione del salto di una cascata

Seguendo questa impostazione proviamo ad analizzare il gesto atletico di una schiacciata nella pallavolo. Il risultato finale (la schiacciata) è l'azione; la rincorsa, la fase aerea del salto, l'atterraggio, la mano che tocca la palla, la direzione dello sguardo, sono alcuni degli atti motori che compongono l'azione; la posizione dei piedi e delle braccia, il peso del corpo, la lunghezza dei passi, sono invece i movimenti alla base dei singoli atti motori che consentono la schiacciata. Altro esempio, il salto di una cascata durante una discesa di kayak fluviale. Il salto (con il relativo atterraggio) è l'azione finale, i successivi inserimenti della pagaia in acqua per impostare la fase "aerea" rappresentano gli atti motori, l'impugnatura della pagaia un preciso movimento della mano (Fig. 2.1).

Da quanto illustrato, forse adesso sarà più facile capire perché i termini "movimento" e "attività motoria" non possono avere lo stesso significato, nonostante spesso vengano utilizzati in maniera intercambiabile. Anche se entrambi sono il prodotto di un determinato processo neuronale comandato dal SNC, il *movimento* è lo spostamento di una o più articolazioni, l'*attività motoria* è un comportamento più generale che può includere anche un solo movimento, uno o più atti motori, una o più azioni. Nel contesto di tutti i giorni, questa distinzione viene persa e spesso ignorata, e per descrivere lo spostamento nello spazio si tende a parlare di movimento. Io stessa rispondendo al telefono alla domanda di mio marito che mi chiede a che ora torno a casa dico che "mi sto muovendo" piuttosto che "sto compiendo una sequenza di atti motori che mi consentono di tornare a casa", ma il contesto di questo libro è ben diverso dalla quotidianità ed è intitolato *Neuroscienze dell'attività motoria* proprio perché intende spiegare in che modo il nostro cervello rappresenta, imita, apprende, pianifica, comanda, coordina, esegue l'attività motoria intesa come un complesso organizzato di movimenti, atti motori e azioni.

Box 2.1 - Tipi di movimento

La direzione di movimento è data dall'asse intorno al quale esso si verifica e può corrispondere al piano sagittale, frontale e trasversale.

I movimenti che si effettuano sull'asse sagittale vengono detti di *inclinazione laterale* se sono riferiti alla testa o al tronco, mentre di *abduzione* e *adduzione* soprattutto quando riguardano gli arti. I ginnasti sapranno sicuramente che gli esercizi di abduzione dell'arto inferiore (la gamba si allontana dal corpo) tonificano i glutei, mentre quelli di adduzione (il ritorno verso l'asse del corpo) migliorano l'interno coscia.

I movimenti che si effettuano intorno all'asse frontale sono quelli di *flessione* e di *estensione*. Nel primo caso c'è una diminuzione dell'angolo fra due segmenti scheletrici, nell'estensione, invece, un aumento.

I movimenti sull'asse trasversale sono identificati come movimenti di *torsione* se riguardano la colonna vertebrale, mentre sono chiamati di *rotazione* se riguardano gli arti.

Queste tre tipologie di movimento che si verificano intorno a un asse e sono dirette verso un piano sono considerate forme semplici di movimento per distinguerle da comportamenti motori più complessi in cui è presente una combinazione di più movimenti.

2.2 Comportamenti motori volontari, attività motorie ritmiche e riflesse

Nei prossimi capitoli introdurremo le basi neuronali sottostanti l'attività motoria e quindi è necessario presentare anche una classificazione (che tuttavia non è così rigida) che tiene conto della complessità del comportamento motorio [1].

I comportamenti più complessi, come gli atti motori e le azioni, sono basati sull'intenzionalità, hanno uno scopo e sono pianificati. Questi comportamenti vengono anche chiamati *volontari* e sono soprattutto messi in atto da specifiche aree della corteccia cerebrale che fra breve andremo a studiare. In genere sono migliorabili con l'esercizio e nella maggior parte dei casi vengono appresi. Sono per lo più organizzati a livello corticale.

I comportamenti motori come camminare, masticare e correre fanno parte delle *attività ritmiche* e hanno la caratteristica di essere volontari quando si iniziano e quando si terminano. Sono organizzati a livello del midollo spinale e del tronco dell'encefalo.

Una terza categoria è rappresentata dalle *attività riflesse*. Un riflesso è una risposta rapida e stereotipata a un determinato stimolo. Buona parte dei comportamenti riflessi non può essere controllata dai centri corticali e quindi viene effettuata senza controllo volontario. Anche i riflessi, come le attività ritmiche, sono per lo più organizzati a livello del midollo spinale e del tronco. Un esempio è il riflesso patellare

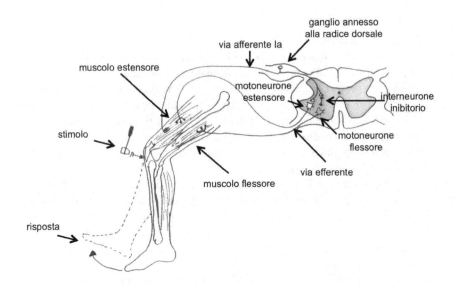

Fig. 2.2 Riflesso monosinaptico

di cui avremo modo di parlare nei prossimi capitoli (Fig. 2.2). Tutti noi, per gioco (o alcuni durante una visita neurologica) ci siamo "martellati" il ginocchio (a essere precisi, il tendine del quadricipite) ottenendo come risultato l'estensione della gamba. Esistono però riflessi "più complessi" che possiamo controllare e addirittura inibire. La retrazione della mano da un oggetto molto caldo ne è un esempio. In genere lasciamo l'oggetto bollente, ma se l'oggetto in questione è lo stufato preparato per gli importanti ospiti che verranno a cena... sono sicura che la maggior parte di voi si scotterà piuttosto che lasciar cadere per terra il prelibato tegame!

La possibilità di "controllare" tali comportamenti dipende dalla loro struttura anatomica. È infatti impossibile riuscire a controllare un riflesso composto da una o pochissime sinapsi come il riflesso dell'estensione della gamba in risposta a una percussione del tendine del quadricipite, mentre è fattibile intervenire su un riflesso composto da più sinapsi come la retrazione di un arto da uno stimolo doloroso. Quest'ultimo, essendo costituito da una catena di neuroni, ha un tempo di latenza ben più lungo. Il SNC deve prima percepire lo stimolo doloroso (e quindi si attiva una via sensitiva afferente) e poi comandare un comportamento motorio di retrazione (attivazione della via motoria efferente). In più, la scelta di sopportare uno stimolo doloroso è dettata da altri centri nervosi che riconoscono nell'oggetto da salvare (il tegame con lo stufato) il mezzo per fare bella figura con gli importanti ospiti.

Tutto ciò dimostra come il nostro comportamento non sia il risultato dell'attivazione di un singolo sistema, bensì espressione dell'interazione ordinata tra più sistemi coinvolti che elaborano aspetti diversi della stessa informazione.

Mentre i riflessi e le attività ritmiche sono stereotipati, i comportamenti motori volontari, essendo caratterizzati da uno scopo, presentano un alto grado di flessibilità. Si può raggiungere un risultato in modi diversi in base alle circostanze. Per esempio, un attaccante può segnare un goal calciando con il piede o utilizzando la testa a seconda di dove e di come gli arriva la palla. Il goal (composto da tutti i movimenti e gli atti motori che lo hanno generato), ovviamente, è l'azione finale. La capacità di cambiare comportamento in relazione alle richieste ambientali è stata recentemente denominata *flessibilità cognitiva* [2] e dipende dall'integrità di circuiti neuronali connessi con i centri di elaborazione dei comandi motori. Studi sperimentali e sull'uomo hanno evidenziato come lesioni di specifiche aree corticali del lobo frontale e del sistema colinergico determinino una rigidità comportamentale e atteggiamenti perseverativi [3-5].

2.3   Comportamenti motori a circuito chiuso e aperto

I comportamenti motori possono essere classificati anche sulla base della modalità di controllo e sul coinvolgimento delle informazioni sensoriali che ne consentono l'eventuale correzione. In questo modo è possibile distinguerli in *comportamenti a circuito chiuso e aperto* [6].

Nei primi, chiamati anche a *feedback* o *adattativi*, le informazioni sensoriali modulano continuamente la strutturazione dei singoli movimenti. Immaginiamo di trovarci in riva al mare e di giocare a racchette con un volàno, una pallina molto leggera a cui è applicata una retina di plastica. Per divertirsi è necessario essere agili e vigili perché la traiettoria del volàno, essendo condizionata dal vento, è incostante e imprevedibile. Bisogna sapere in che relazione si è con il volàno, essere consapevoli se i muscoli delle gambe e dell'arto che impugna la racchetta siano pronti o meno (informazioni propriocettive) e fissarlo in continuazione (afferenze visive). Solo in questo modo, ossia tenendo costantemente conto delle afferenze sensoriali, i centri di elaborazione motoria possono inviare comandi ai muscoli su come, di volta in volta, spostare il corpo e muovere la racchetta. Il risultato che ne deriva è un comportamento motorio non velocissimo, nonostante il gioco imponga di essere rapidi.

I comportamenti motori a circuito aperto, chiamati anche a *feedforward*, viceversa si basano pochissimo sull'integrazione sensori-motoria. Ora immaginiamo di giocare sempre in riva al mare, ma a racchettoni con una pallina da tennis che, essendo ben più pesante del volàno, è meno soggetta al vento e, data la forza con cui si colpisce, ha anche una traiettoria grossomodo prevedibile e costante. Questa volta, le informazioni sensoriali hanno un ruolo importante soprattutto all'inizio, nella fase di previsione della traiettoria. Infatti, il comando motorio è strutturato quasi subito e una volta inviato ai motoneuroni che comandano i muscoli non sarà più modificabile. Vi sarà infatti capitato di inciampare in una buca per colpire la pallina. Il comportamento motorio che ne risulta è velocissimo e se la previsione (dove arriva la pallina) è corretta, l'azione che ne deriva (il colpo) sarà efficace, mentre, se errata, bisognerà correre sulla spiaggia per riprenderla. Un altro esempio è la parata di un rigore, in cui l'azione è veloce, non si modifica una volta iniziata e se la previsione è sbagliata si rischia di far perdere la propria squadra.

Lo stesso comportamento motorio, a seconda delle circostanze, può essere eseguito a circuito aperto o chiuso. Per esempio, il camminare, che è un'azione ritmica e che normalmente viene effettuata in regime di circuito aperto, in particolari ambienti, come il terreno accidentato di una discesa in montagna, viene compiuta in modalità di circuito chiuso in quanto è necessario tenere continuamente conto delle informazioni sensoriali per aggiustare il passo e non precipitare.

Bibliografia

1. Ghez C (2003) Il controllo del movimento. In: Kandel ER, Schwartz JH, Jessel TM (eds) Perri V, Spidalieri G (ed italiana) Principi di neuroscienze, 2nd edn. Casa Editrice Ambrosiana, Milano
2. Cabrera SM, Chavez CM, Corley SR et al (2006) Selective lesions of the nucleus basalis magnocellularis impair cognitive flexibility. Behav Neurosci 120:298–306
3. Birrel JM, Brown VJ (2000) Medial frontal cortex mediates perceptual attentional set shifting in the rat. J Neurosci 20:4320–4324
4. Miller EK (2000) The prefrontal cortex and cognitive control. Nature Rev Neurosci 1:59–65
5. De Bartolo P, Leggio MG, Mandolesi L et al (2008) Environmental enrichment mitigates the effects of basal forebrain lesions on cognitive flexibility. Neuroscience 154:444–453
6. Aglioti SM, Facchini S (2002) Il cervello motorio. In: Spinelli D (ed) Psicologia dello sport e del movimento umano. Zanichelli, Bologna

Come fare

3

Quasi sempre, spiegando il sistema motorio, si procede "dal basso verso l'alto" analizzando come primo aspetto il muscolo, i circuiti neuronali all'interno del midollo spinale, a seguire le vie motorie a partenza dal tronco dell'encefalo fino ad arrivare alla complessa organizzazione delle aree corticali, non solo motorie, in cui il comando motorio oltre a essere inviato è anche pensato, pianificato e integrato con altre informazioni. Questa strutturazione didattica non è del tutto corretta in quanto sarebbe più logico iniziare "dall'alto verso il basso", essendo il sistema motorio una complessa rete di efferenze. Purtroppo però lo studente o il lettore che per la prima volta si avvicina a tali argomenti non ricorda o non conosce le fondamenta anatomo-fisiologiche su cui poi si baserà la spiegazione. Pertanto, anche in questo contesto inizieremo a studiare i "pezzettini finali" del comando motorio per capire *come fa* e *di che cosa si serve* il nostro organismo per effettuare comportamenti motori.

3.1   I motoneuroni

I neuroni coinvolti nell'elaborazione dell'informazione motoria e nella trasmissione del comando motorio ai muscoli sono i *motoneuroni*[1] che, come tutte le cellule nervose, si compongono di quattro parti funzionali: i *dendriti*, zona di ricezione dell'informazione, il *soma*, zona di elaborazione, l'*assone*, zona di conduzione e i *terminali sinaptici*, zona di trasmissione del messaggio nervoso (vedi Appendice 2).

Alcuni motoneuroni, anziché contrarre sinapsi con un altro neurone, prendono contatto direttamente con il muscolo innervando le fibre di cui questo è composto. Tali neuroni vengono anche definiti *motoneuroni inferiori*. La grande maggioranza di essi ha il corpo cellulare nelle corna anteriori o ventrali della sostanza grigia[2] del

---

[1] In questo libro si analizzano i motoneuroni che innervano i muscoli scheletrici e che si trovano nel SNC. Ricordiamoci però, che vi sono motoneuroni controllati dal SNA (sistema nervoso autonomo) che innervano la muscolatura liscia involontaria dei visceri, delle ghiandole e dei vasi.
[2] **Ricorda**: la sostanza grigia appare di questo colore perché contiene i corpi cellulari. La sostanza bianca è bianca perché è attraversata dagli assoni dei neuroni sensitivi e dei motoneuroni che sono mielinizzati.

Fig. 3.1 Raffigurazione del corpo a livello del midollo spinale. Nota che i corpi cellulari dei motoneuroni sono localizzati nelle corna anteriori o ventrali

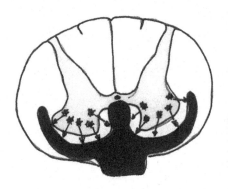

midollo spinale (vedi Appendice 3) ed è disposta con una precisa organizzazione topografica (Fig. 3.1). Infatti, i corpi cellulari dei motoneuroni che innervano i muscoli più prossimali, che come vedremo sono implicati nel controllo della postura e dell'equilibrio, risiedono in posizione mediale rispetto a quelli che innervano i muscoli più distali coinvolti nei movimenti fini [1-3]. L'assone, invece, fuoriesce dalla radice ventrale inserendosi nel nervo efferente, mentre i terminali sinaptici (zona di trasmissione in questo caso del comando motorio) terminano sul muscolo. La sinapsi tra motoneurone e muscolo si chiama *giunzione neuromuscolare*[3]. Anche a livello del tronco dell'encefalo, ci sono popolazioni di motoneuroni direttamente in connessione con i muscoli della faccia e del collo. I loro corpi cellulari formano i nuclei motori dei nervi cranici da cui originano i nervi motori (cioè i loro assoni) (vedi Appendice 3). In clinica, per la discriminazione di alcune patologie a carico del sistema motorio, i neuroni che elaborano l'informazione motoria e che non sono direttamente in contatto con il muscolo vengono classificati come *motoneuroni superiori* o *centrali*.

3.1.1 L'unità motoria

Un motoneurone, con l'insieme delle fibre muscolari che innerva, costituisce l'*unità motoria*, la più piccola unità funzionale del sistema motorio controllata dal SNC (Fig. 3.2; vedi nota 14 del Capitolo 1). Ogni unità motoria può essere spezzettata in quattro parti: il corpo cellulare del motoneurone, il suo assone che decorre in un nervo periferico, la giunzione neuromuscolare e le fibre muscolari innervate dal motoneurone. Questa distinzione è molto importante perché diverse patologie del sistema motorio sono altamente selettive e comprendono un danno a carico di una di queste zone funzionali (Box 3.1).

Ogni fibra muscolare può essere innervata esclusivamente da un solo motoneurone, mentre ogni motoneurone innerva più fibre muscolari il cui numero è varia-

---

[3] In molti libri si trova scritto che la giunzione neuromuscolare è la sinapsi tra nervo e muscolo. Concettualmente è corretto in quanto il nervo è l'assone, quindi parte del motoneurone. Se il lettore lo desidera, può utilizzare questa terminologia ma *deve* sapere che *non* è l'assone che innerva la fibra muscolare bensì le terminazioni sinaptiche che dipartono da esso.

Fig. 3.2 I quattro elementi
dell'unità motoria

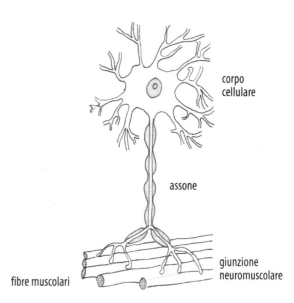

corpo
cellulare

assone

fibre muscolari

giunzione
neuromuscolare

bile e dipende dalla funzione del muscolo stesso. I muscoli della mano, per esempio, deputati a eseguire movimenti fini e manipolatori, sono controllati da unità motorie composte da un numero ridottissimo di fibre muscolari che ci fa capire quanto preciso debba essere il controllo motorio. Invece, le unità motorie che controllano i muscoli che effettuano movimenti più grossolani, come il muscolo del polpaccio che permette la flessione del piede nella deambulazione, arrivano a comprendere anche più di mille fibre [5].

Sulla base delle caratteristiche contrattili e biochimiche delle fibre muscolari (alcune si contraggono più rapidamente altre impiegano più tempo), si distinguono tre tipi di unità motorie. Appartengono al primo tipo le *unità rapide suscettibili alla fatica* che, come intuibile dalla denominazione, si contraggono e si rilasciano rapidamente e si affaticano se vengono stimolate in modo ripetitivo. Queste unità motorie generano forze elevate durante una scossa muscolare o una *contrazione tetanica*[4]. Al secondo tipo corrispondono le *unità lente resistenti alla fatica* che hanno tempi di contrazioni più lunghi, sopportano più facilmente situazioni di affaticamento e generano forze più piccole rispetto alle precedenti. Infine, le *unità motorie rapide resistenti alla fatica* impiegano a contrarsi un tempo leggermente maggiore di quelle che sono suscettibili, resistono alla fatica come le unità lente e generano forze che si collocano a metà tra le unità rapide suscettibili e le unità lente resistenti [4].

In genere, ogni muscolo contiene tutti e tre i tipi di unità motorie in proporzione variabile a seconda del tipo di attività che deve svolgere. Per esempio il soleo, situato nella parte posteriore della gamba, che contribuisce alla flessione del piede, è per la maggior parte composto da unità motorie lente, mentre i muscoli extraoculari, che permettono di muovere velocemente gli occhi, da unità motorie rapide.

---

[4] Potenziali d'azione ripetitivi possono provocare sommazione temporale di scosse, dette *contrazioni tetaniche* o semplicemente *tetano*.

Box 3.1 - Patologie neurogeniche e miopatiche

Un danno a carico di una parte funzionale dell'unità motoria comporta specifiche patologie neurologiche, la maggior parte delle quali si manifesta con riduzione della forza muscolare e atrofia dei muscoli.

Se la degenerazione riguarda il motoneurone si è in presenza di una malattia *neurogenica*, mentre di una malattia *miopatica* o *miopatia* se l'alterazione riguarda soprattutto le fibre muscolari. A loro volta le malattie neurogeniche possono essere distinte in *malattie dei motoneuroni*, se il danno comprende il soma e in *neuropatie periferiche* se investe l'assone. Ulteriore specifica riguarda le malattie dei motoneuroni. Infatti, il danno può essere a carico dei motoneuroni inferiori oppure di quelli superiori. Nel primo caso, il muscolo colpito appare flaccido e con assenza di riflessi, nel secondo caso, sono colpiti sempre gruppi muscolari che presentano un aumento del tono muscolare e appaiono spastici. Le malattie miopatiche invece possono essere distinte in *ereditarie* oppure in *acquisite*.

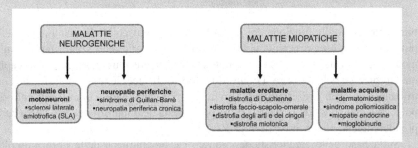

Molto spesso sia nelle forme neurogeniche sia in quelle miopatiche si riscontra paralisi in diverse porzioni degli arti. In genere le paresi delle parti distali sono il risultato di malattie dei motoneuroni, anche se soltanto gli esami clinici e di laboratorio possono chiarirne l'eziologia [4].

La velocità di contrazione della fibra muscolare, oltre a dipendere dalle proprietà della fibra stessa, è in funzione del diametro (e quindi della velocità di conduzione) dell'assone del motoneurone che la innerva. Si è visto che le fibre rapide suscettibili alla fatica sono innervate da motoneuroni il cui assone ha un diametro maggiore di quelli che innervano le fibre rapide resistenti alla fatica e quelle lente. In più, è stato dimostrato il perché i motoneuroni che costituiscono le unità motorie lente scaricano a una frequenza molto bassa. Infatti, in questi neuroni a ogni potenziale d'azione segue una fase di iperpolarizzazione postuma che impedisce l'insorgenza della depolarizzazione.

L'interazione tra il motoneurone e il muscolo produce la contrazione di quest'ultimo. Molti studiosi si sono chiesti come risponde il muscolo dopo una scarica di potenziali d'azione del motoneurone dal momento che i modi e i tempi con cui si contrae un muscolo sono molto più lunghi rispetto a quelli di eccitazione del motoneurone.

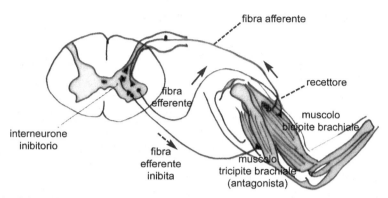

Fig. 3.3 Schematizzazione del circuito neuronale alla base dell'innervazione reciproca. Il circuito proposto è solo un esempio di come l'azione di un muscolo viene inibita

Ebbene, grazie a ricerche sperimentali, si è dimostrato che il muscolo (scheletrico) si comporta come un "filtro passa-basso" permettendo quindi solo il passaggio delle basse frequenze [4]. In particolare, il muscolo, di fronte a impulsi nervosi ad alta frequenza (come può essere un treno di potenziali d'azione), non potendo per sua natura reagire con rapide fluttuazioni della forza, si contrae in maniera costante. È anche per questo che è importante che il SNC conosca lo stato del muscolo in modo da dosare il comando (la frequenza dei potenziali d'azione) tenendo altresì conto del carico che il muscolo deve affrontare. Tutti i muscoli infatti sono sottoposti a carico nonostante ci siano sostanziali differenze. Per esempio, i muscoli degli arti (soprattutto superiori) sono sottoposti a carico variabile (posso afferrare sia una forchetta sia un volume di enciclopedia), gli altri, come quelli dell'occhio, sono abituati a lavorare a carico costante. Tale informazione è preziosa nella generazione di un comando motorio che risente dell'esperienza che abbiamo degli oggetti, una sorta di memoria. Sarebbe proprio l'interazione tra tali fattori a far decidere al SNC quale "strategia motoria" utilizzare per variare gli angoli articolari (chiudere o aprire un arto). Supponiamo che voglia avvicinare la mano al viso, un movimento di cui conosco la flessione e il carico. Per fare questo il mio SNC attiva il flessore e inibisce l'estensore secondo la regola dell'*innervazione reciproca*[5] (Fig. 3.3; vedi anche Fig. 2.2). Se invece ho necessità di bere, potrei trovarmi nella condizione di dover portare alla bocca una tazza mai vista di cui, non conoscendo il materiale (potrebbe essere di plastica o di ceramica), non sarei in grado di quantificare il peso esatto. In questo caso, il mio SNC utilizzerà una strategia motoria diversa, basata sulla contrazione parziale sia del flessore sia dell'estensore. Tale meccanismo si chiama *cocontrazione* e, nonostante il suo dispendio energetico, viene messo in atto ogni qual volta non si conosce il carico oppure questo risulta troppo pesante (per esempio in alcuni esercizi di sollevamento pesi) o ancora il movimento non è conosciuto. Avvenuto l'apprendimento (acquisizione del carico e interiorizzazione del movimento) il SNC ritorna a utilizzare il meccanismo dell'innervazione reciproca.

---

[5] Vedremo che questa regola è alla base di moltissimi comportamenti motori.

3.1.2 L'azione dell'acetilcolina sui muscoli

I motoneuroni che innervano i muscoli utilizzano (secernono) sempre e solo acetilcolina (ACh) e le giunzioni neuromuscolari sono tutte eccitatorie. Non esistono motoneuroni inibitori. Se si deve rilasciare un muscolo, il SNC utilizza circuiti neuronali specifici composti da interneuroni che rilasciano un neurotrasmettitore inibitorio sul motoneurone che innerva il muscolo da inibire, così che questo non si attiva e non si contrae (Fig. 3.3). Alla base di questa regola, senza eccezioni, c'è quindi un circuito anatomico basato sull'inibizione. Un esempio di neurotrasmettitore inibitorio rilasciato dagli interneuroni è l'acido gamma-aminobutirrico più comunemente conosciuto con la sua abbreviazione GABA.

L'ACh rilasciata dalle terminazioni sinaptiche del motoneurone si lega su zone specifiche della fibra muscolare, le *placche motrici*, ricche di recettori specifici chiamati *nicotinici*[6]. Quando il motoneurone riceve o programma un comando motorio, l'informazione viene elaborata a livello del soma, viaggia come potenziale d'azione lungo l'assone (fibra nervosa) e si sfiocca nei terminali sinaptici, innescando una serie di meccanismi biochimici per cui avviene il rilascio del neurotrasmettitore. Tale evento è denominato *potenziale di placca* e causa la depolarizzazione della membrana postsinaptica della fibra muscolare. *Un potenziale di placca innesca sempre un potenziale d'azione che si propaga senza decremento lungo tutta la fibra producendone la contrazione.* Anche in una fibra muscolare rilasciata (non contratta) si possono registrare piccole depolarizzazioni della membrana. Tali variazioni del potenziale di riposo rappresentano piccoli potenziali chiamati *potenziali di placca in miniatura* e dipendono dalla liberazione di esigue quantità di ACh da parte delle terminazioni sinaptiche del motoneurone [5].

Condizioni diverse possono produrre malfunzionamenti a livello della giunzione neuromuscolare. Tra queste patologie, la più comune è la *miastenia gravis*, una malattia autoimmune caratterizzata dalla presenza di anticorpi che inattivano i recettori dell'ACh comportando uno stato di paresi con caratteristiche diverse da quelle delle malattie neurogeniche e miopatiche. Nella miastenia gravis, la paralisi è più frequente nei muscoli del capo e delle estremità degli arti e tende a variare di gravità nel corso del tempo. Inoltre, non sono presenti i classici sintomi clinici come la perdita dei riflessi tendinei e l'atrofia muscolare. In alcuni pazienti questa malattia autoimmune è associata con un tumore generalmente benigno del timo, una ghiandola posta nel torace, importante per lo sviluppo del sistema immunitario. In genere, la terapia chirurgica si rivela fondamentale. La grave debolezza muscolare, da qui il nome della malattia, può essere contrastata con alcuni farmaci che inibiscono l'attività dell'enzima acetilcolinesterasi che catalizza l'idrolisi dell'ACh. In questo modo le molecole di ACh rimangono integre e vanno ad agire sui recettori rimasti.

---

[6] I recettori per l'ACh maggiormente studiati sono i *nicotinici* e i *muscarinici*. Si chiamano in questo modo perché, oltre a essere sensibili all'ACh, lo sono anche alla nicotina e alla muscarina, rispettivamente. Questi due tipi di recettori differiscono per il loro meccanismo d'azione (più rapido per i nicotinici e più lento per i muscarinici) e per la loro localizzazione all'interno del SNC. Poiché la contrazione muscolare è una risposta rapida, i recettori colinergici che ne sono implicati sono tutti nicotinici.

Box 3.2 - Come regoliamo la forza dei muscoli?
Due nozioni sono importanti per capire come il SNC controlla e regola la forza muscolare. Innanzitutto, dobbiamo ricordare che a ogni potenziale d'azione originato da un motoneurone corrisponde la contrazione della fibra muscolare da esso innervata. In secondo luogo, tenere presente che ogni motoneurone innerva una serie di fibre muscolari a seconda del tipo di muscolo. Per esempio, come già evidenziato nel testo, le unità motorie dei muscoli della mano sono costituite da poche fibre rispetto a quelle dei muscoli della gamba.
La quantità di forza generata da un muscolo durante un movimento dipende sia dalla frequenza dei potenziali d'azione nei motoneuroni sia dal numero di fibre muscolari presenti nelle singole unità motorie del muscolo in contrazione. Quindi, unità motorie piccole generano forze più deboli. È per questo motivo che andiamo in canoa sfruttando la rotazione del tronco piuttosto che la sola trazione delle braccia. Per la stessa ragione, si solleva un peso eccessivo piegando le gambe piuttosto che facendo leva solo sui muscoli della parte superiore del corpo. Però, nonostante la frequenza dei potenziali d'azione e la grandezza delle unità motorie, il SNC riesce a dosare la forza dei muscoli anche attraverso un meccanismo di "reclutamento" dei motoneuroni. La chiamata all'appello di un gruppo motoneuronale comporta un aumento delle unità motorie che vengono attivate con la conseguente contrazione di più fibre muscolari. Se stiamo per iniziare una gara di corsa di velocità in cui alla partenza sono necessari movimenti esplosivi, affinché lo scatto in avanti sia efficiente, il nostro SNC attiverà (recluterà) tutti i motoneuroni del quadricipite e degli altri muscoli implicati nel gesto atletico. Se invece stiamo iniziando una tranquilla passeggiata per negozi, il reclutamento riguarderà i motoneuroni strettamente necessari.

Una grave e pericolosa anomalia a livello della giunzione neuromuscolare è data dal veleno della vedova nera che agisce come agonista[7] dell'ACh e tra gli effetti negativi sull'organismo ha anche quello di stimolare nel motoneurone che innerva il muscolo una quantità di ACh superiore alla norma. Questo eccesso provoca convulsioni perché le fibre muscolari diventano sovraccariche. In breve tempo, non essendo più il neurone in grado di rilasciare ACh, sopraggiunge uno stato di paralisi muscolare [6].

---

[7] Una sostanza si definisce ad *azione agonista* quando aumenta la disponibilità del neurotrasmettitore, stimolando l'enzima di biosintesi del neurotrasmettitore, aumentandone l'immagazzinamento nelle vescicole, stimolandone il rilascio, ritardando la ricaptazione o disattivando i meccanismi di degradazione. Il veleno della vedova nera, stimolando il rilascio dell'ACh, è una sostanza agonista. Invece, una sostanza si definisce ad *azione antagonista* quando riduce la disponibilità del neurotrasmettitore.

Esistono poi sostanze pericolose che provocano paralisi agendo sul meccanismo opposto, ossia inibendo il rilascio di ACh. È il caso della tossina botulinica prodotta da batteri derivanti da cibo scaduto. Purtroppo le persone che hanno contratto tale batterio muoiono presto in quanto l'ACh agisce anche sul SNA che innerva gli organi vitali. Altre sostanze provocano paralisi agendo, invece, sul versante postsinaptico, bloccando quindi i recettori colinergici nicotinici. Un esempio è il curaro che si estrae da alcune piante della foresta amazzonica sudamericana e, per i suoi effetti, è stato ampiamente utilizzato dalle popolazioni indigene come veleno da freccia [6].

3.1.3 Alterazioni neurotrasmettitoriali

I neuroni che trasportano l'informazione motoria e che non sono direttamente connessi con il muscolo utilizzano anche neurotrasmettitori diversi dall'ACh. Per esempio, una cellula piramidale (vedi Appendice 1), ossia un neurone corticale i cui assoni possono trasportare l'informazione motoria fino al midollo spinale (e lì contrarre sinapsi con un motoneurone che innerva il muscolo e che quindi secerne ACh), utilizza il *glutammato*, uno dei più diffusi neurotrasmettitori eccitatori. Un eccesso di glutammato sui motoneuroni determina un fenomeno tossico, chiamato *eccitotossicità,* che ne causa la degenerazione. Recenti studi hanno evidenziato che una delle cause della *sclerosi laterale amiotrofica* (SLA), una malattia neurodegenerativa appartenente alla classe delle patologie neurogeniche (vedi Box 3.1), sarebbe proprio l'alterazione nell'omeostasi glutammatergica [7].

Come vedremo nel prossimo capitolo, la perfetta riuscita di un qualsiasi comportamento motorio dipende anche da strutture che coordinano il movimento. Esse sono i *nuclei della base* e il *cervelletto* (vedi Figg. 4.5 e 4.4). Un danno a questi centri nervosi non provoca paralisi ma "malfunzionamento motorio". Alcuni danneggiamenti comprendono lesioni, altri proprio alterazioni neurotrasmettitoriali dovute a degenerazione neuronale. Un esempio è il morbo di Parkinson, una malattia degenerativa dei neuroni dopaminergici della *sostanza nigra,* uno dei nuclei della base (vedi Box 4.4). Gli individui affetti da questa patologia esibiscono un caratteristico tremore, definito *tremore intenzionale,* prima di iniziare un movimento. È proprio di quest'anno lo studio di un gruppo di ricercatori italiani che hanno evidenziato sperimentalmente come in seguito ad alterazioni di dopamina proprie dei pazienti parkinsoniani si inneschi un meccanismo compensatorio e neuroprotettivo del sistema noradrenergico sul sistema dopaminergico [8]. Infatti, i due neurotrasmettitori, noradrenalina e dopamina, hanno caratteristiche molto simili. Pertanto, la noradrenalina, attraverso l'induzione di determinati meccanismi molecolari, è in grado di legarsi e di attivare i recettori della dopamina, migliorando così la sintomatologia clinica.

3.2   I muscoli

In base al loro aspetto i muscoli si dividono in *lisci* e *striati.*
La muscolatura liscia è presente nei visceri ed è controllata dal sistema nervo-

so autonomo (SNA). Tranne pochissime eccezioni, questi muscoli si contraggono in maniera involontaria in risposta a particolari sostanze tra cui gli ormoni.

Alla muscolatura striata appartengono il *muscolo cardiaco* (il cui nome preciso è *miocardio*) e i *muscoli scheletrici*, chiamati in questo modo proprio perché "muovono gli scheletri" [9]. A eccezione dei muscoli oculari e di alcuni presenti nell'addome, i muscoli scheletrici sono connessi alle ossa con entrambe le estremità e la loro contrazione ne permette il movimento o il mantenimento della postura. La connessione muscolo-osso è permessa dai *tendini* che sono robuste strutture connettivali.

In questa sezione ci concentreremo sulla muscolatura scheletrica che è alla base di moltissimi comportamenti motori illustrati nel presente volume.

I muscoli scheletrici possono essere distinti in *flessori* ed *estensori*. La contrazione[8] dei primi permette l'avvicinamento di un arto al tronco, mentre quella dei secondi determina il movimento opposto cioè l'allontanamento (o estensione). Infatti, la flessione si realizza quando avviene una diminuzione dell'angolo tra due segmenti scheletrici, viceversa l'estensione quando si verifica un aumento.

Ogni muscolo non può compiere un movimento diverso (contrario) a quello cui è deputato, cioè essere flessore e al tempo stesso estensore. Il bicipite brachiale che quando si contrae flette l'avambraccio non potrà mai estenderlo perché è un muscolo flessore.

Un'altra utile regola da sapere è che, generalmente, i muscoli lavorano in coppia di antagonisti, il che significa che a ogni muscolo ne corrisponde un altro con funzione opposta. Affinché avvenga correttamente un movimento è necessario che, durante la contrazione del flessore, l'estensore opposto sia rilasciato (non contratto) e così viceversa. Riprendendo l'esempio, per flettere l'avambraccio si contrae il bicipite brachiale e si rilascia il tricipite (che è l'estensore). Per estenderlo dobbiamo invertire la contrazione. Infatti, deve contrarsi il tricipite e rilasciarsi il bicipite brachiale. Tale meccanismo, accennato anche in precedenza, è chiamato *innervazione reciproca* e ha una precisa base anatomica. Ricordiamoci che i muscoli sono innervati dai motoneuroni inferiori che per loro natura *non* sono mai inibitori. Per cui se il bicipite brachiale si rilascia nel momento in cui il tricipite si contrae è perché sui motoneuroni che innervano il bicipite arriva un neurotrasmettitore inibitorio rilasciato da un interneurone locale che li inattiva (Fig. 3.3).

I muscoli che cooperano insieme per l'esecuzione di un movimento si dicono *agonisti*, mentre quelli che facilitano il movimento generato dagli agonisti si chiamano *sinergici*. Al contrario, sono *antagonisti* quei muscoli che contrastano il movimento.

Aggiungendo un altro tipo di classificazione, i muscoli responsabili dei movimenti del tronco sono i *muscoli assiali*, i muscoli che muovono le mani, i piedi e le dita sono i *muscoli distali*, tutti gli altri sono i *muscoli prossimali*. Nell'uomo, i muscoli distali, in particolar modo delle mani, sono molto importanti per effettua-

---

[8] In termini fisiologici la *contrazione* è l'attività meccanica del muscolo. Pur mantenendo costante la propria lunghezza, un muscolo può continuare a contrarsi aumentando la tensione. Lunghezza e tensione rappresentano le due variabili alla base della contrazione muscolare. Nella contrazione muscolare è bene distinguere il carico, ossia la forza esercitata dal peso di un oggetto sul muscolo, dalla tensione, la forza esercitata sull'oggetto dal muscolo che si contrae.

re comportamenti motori fini come inserire un filo dentro la cruna di un ago. Invece, i muscoli assiali e prossimali risultano indispensabili per il mantenimento della postura e per la locomozione.

3.2.1 Anatomia e principi di contrazione muscolare

Per capire come si contrae un muscolo scheletrico è necessario analizzarne la struttura (Fig. 3.4 a).

I muscoli sono costituiti da centinaia di *fibre muscolari* rivestite da una membrana chiamata *sarcolemma*. All'interno delle fibre muscolari ci sono fasci longitudinali di *miofibrille* che a loro volta sono composte da serie di unità cilindriche, i *sarcomeri*, separati da sottili dischi a forma di Z (*linee* Z) (Fig. 3.4 b). Le miofibrille sono rivestite da una membrana, il *reticolo sarcoplasmatico*. Tra le miofibrille si trova una

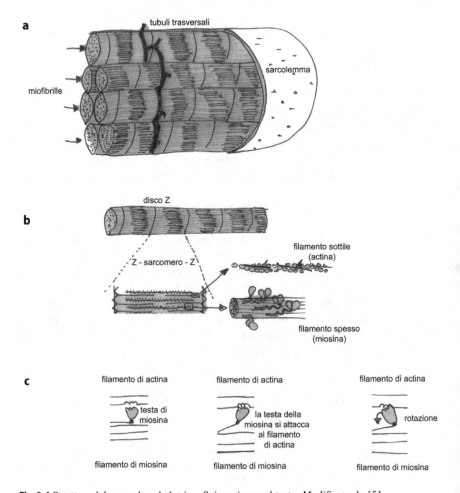

Fig. 3.4 Struttura del muscolo scheletrico. Spiegazione nel testo. *Modificata da [5]*

formazione di tubuli trasversali detti *tubuli a T* che è il risultato di minuscole invaginazioni del *sarcolemma*. L'unità contrattile del muscolo è il *sarcomero* che è formato da due filamenti, i *filamenti sottili* e i *filamenti spessi* (Fig. 3.4 b). La contrazione avviene quando i filamenti sottili scivolano lungo i filamenti spessi avvicinandosi alle linee Z adiacenti. In questo modo il sarcomero si accorcia. Tale slittamento si verifica grazie all'interazione della *miosina*, una proteina del filamento spesso, con l'*actina*, una proteina del filamento sottile. Le parti superiori delle molecole di miosina si legano ai siti recettoriali delle molecole di actina e cambiano conformazione. In gergo si dice che "le teste della miosina remano verso i filamenti di actina" (Fig. 3.4 c). Questa rotazione permette al filamento spesso di muoversi rispetto al filamento sottile, accorciando in questo modo il sarcomero. Se il muscolo è a riposo, non contratto, i siti recettoriali di contatto actina-miosina dei filamenti sottili sono ricoperti dalla *troponina*, una proteina che impedisce l'ancoraggio delle teste di miosina [5].

La contrazione del muscolo inizia con la depolarizzazione della fibra muscolare. Vediamo come. Quando il potenziale d'azione di un motoneurone raggiunge i suoi terminali sinaptici avviene il rilascio dell'ACh a livello della giunzione neuromuscolare. In questo modo si determina l'insorgenza del potenziale di placca che a sua volta fa insorgere il potenziale d'azione nella fibra muscolare (ma il muscolo ancora deve contrarsi perché questa informazione deve arrivare sui siti recettoriali di contatto actina-miosina). La depolarizzazione della fibra muscolare provoca la liberazione di Ca^{2+} dalla membrana del reticolo sarcoplasmatico (quando poi il muscolo si rilascerà, il Ca^{2+} verrà riassorbito mediante un meccanismo a pompa che trasporterà attivamente gli ioni Ca^{2+} all'interno del reticolo sarcoplasmatico). L'ancoraggio tra le teste della miosina nei filamenti di actina si verifica in quanto gli ioni Ca^{2+} si legano alla troponina, liberando i siti recettoriali di contatto actina-miosina. Questo meccanismo è un fenomeno attivo e di conseguenza comporta un alto dispendio energetico. Quando non ha luogo avviene un irrigidimento dei muscoli a causa della formazione dei legami permanenti tra i filamenti di actina e quelli di miosina, una condizione che avviene dopo la morte e si chiama *rigor mortis*.

3.2.2 I recettori all'interno dei muscoli

È importante conoscere quali sono e come funzionano i recettori muscolari in quanto, per poter effettuare movimenti rapidi, coordinati e precisi, il SNC deve conoscere esattamente lo stato dei propri muscoli, ossia deve ricevere informazioni sulla loro lunghezza e sulle forze che possono sviluppare. Tali recettori appartengono alla classe dei *propriocettori*[9] e sono i *fusi neuromuscolari* e gli *organi tendinei del Golgi* (Fig. 3.5 a). I primi trasmettono le variazioni di lunghezza, i secondi segnalano le variazioni di tensione [10]. Vediamo in cosa si differenziano iniziando a descriverli.

---

[9] **Ricorda**: i *propriocettori* sono i recettori che informano il SNC sullo stato del corpo nello spazio. Sono pertanto localizzati all'interno dei muscoli, dei tendini e dell'apparato vestibolare.

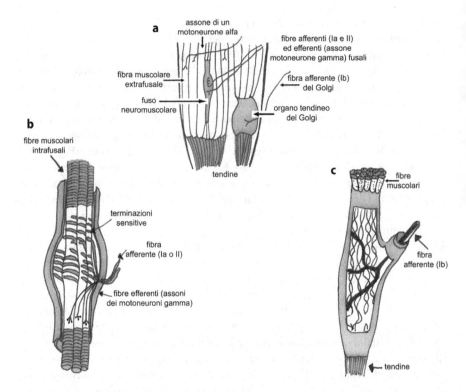

Fig. 3.5 Caratteristiche anatomiche dei fusi neuromuscolari e degli organi tendinei del Golgi. **a** Un fuso neuromuscolare e un organo tendineo del Golgi all'interno del muscolo scheletrico del quadricipite; **b** e **c** la struttura anatomica dei due recettori muscolari. Per chiarezza grafica le fibre afferenti Ib dell'organo tendineo del Golgi (**c**) sono state colorate di nero, nonostante al microscopio appaiano bianche perché rivestite di mielina. *Modificata da [10]*

I fusi hanno forma allungata, sono disposti nelle parti carnose dei muscoli e in parallelo con le fibre muscolari scheletriche chiamate anche *fibre extrafusali* per distinguerle da quelle dentro il fuso, che a breve analizzeremo, e che sono appunto le *fibre intrafusali* (Fig. 3.5 b). È importante ricordare questa distinzione perché evita di entrare in confusione. Gli organi tendinei del Golgi, invece, si trovano a livello del collegamento tra le fibre extrafusali e il tendine e sono connessi in serie con un gruppo di fibre muscolari extrafusali (Fig. 3.5 c).

I fusi neuromuscolari sono innervati da fibre afferenti del gruppo I (fibre mieliniche di grande diametro) e da fibre afferenti del gruppo II (fibre sempre mieliniche, ma di diametro più piccolo). Gli organi tendinei del Golgi sono innervati invece solo dalle fibre del gruppo I. Le fibre afferenti del gruppo I che innervano i fusi sono le *fibre Ia*, mentre quelle che innervano gli organi tendinei del Golgi sono le *Ib*[10].

---

[10] Tale distinzione, riportata tra l'altro su molti libri di neurofisiologia, è solo classificatoria, in quanto le fibre Ia e le Ib hanno lo stesso calibro.

I fusi neuromuscolari hanno l'importante particolarità di avere, oltre all'innervazione sensitiva (come del resto tutti i recettori), una propria innervazione motoria. Sono gli unici recettori che, oltre a informare il SNC sullo stato del muscolo (tramite l'innervazione sensitiva delle fibre Ia e II), sono anche in grado di far contrarre la muscolatura intrafusale grazie alla loro innervazione motoria di fibre efferenti di piccoli motoneuroni.

Non dimentichiamoci comunque, che tutto il muscolo ha una propria innervazione motoria la cui attivazione ne permette la contrazione innescando i meccanismi chimici e molecolari che sono stati descritti sopra. Quindi, ci sono due tipi di motoneuroni: i *motoneuroni alfa* che innervano la fibra muscolare extrafusale e permettono la contrazione del muscolo e i *motoneuroni gamma* che innervano la fibra muscolare intrafusale e determinano la deformazione del fuso neuromuscolare (Fig. 3.6 c). I motoneuroni gamma sono molto importanti in quanto la loro attivazione aumenta la sensibilità delle fibre afferenti durante la contrazione delle fibre muscolari extrafusali. Per capire questo concetto, dobbiamo analizzare il comportamento dei fusi neuromuscolari durante lo stiramento e la contrazione muscolare e confrontarlo con quello degli organi tendinei del Golgi[11]. Immaginiamo un muscolo che si stira. Come si può osservare dalla Figura 3.6 a, il fuso neuromuscolare, data la sua disposizione in parallelo, si allunga e attiva le fibre Ia. Parallelamente, l'organo tendineo del Golgi, che è in serie alle fibre extrafusali, si deforma e tale cambiamento morfologico attiva le fibre Ib. Quindi, durante lo stiramento entrambi i recettori si attivano. Quando, invece, il muscolo si contrae, i fusi neuromuscolari non *sarebbero* più in tensione e si *ammoscerebbero*, il che comporta che le fibre Ia non *verrebbero* stimolate e quindi non si *attiverebbero*. L'organo tendineo del Golgi, che è collocato in serie con le fibre muscolari extrafusali, anche durante la contrazione si deforma stimolando e attivando le fibre afferenti Ib (Fig. 3.6 b). Durante la contrazione *esisterebbe* quindi un sistema discriminante tra i fusi neuromuscolari e gli organi tendinei del Golgi. Ho volutamente utilizzato il condizionale per sottolineare che in realtà esistono frequenti condizioni per cui anche durante la contrazione le fibre Ia si attivano. Tale meccanismo avviene grazie all'entrata in gioco dei motoneuroni gamma, che si attivano e permettono al fuso neuromuscolare di mantenere la tensione per stimolare le fibre Ia che in questo modo possono, anche durante la contrazione, trasmettere ai centri nervosi l'informazione sulla lunghezza muscolare. A oggi non si è totalmente chiarita l'eziologia di tale stratagemma che mantiene i fusi sempre pronti a trasmettere lo stato del muscolo, anche se concrete ipotesi suggeriscono che siano i centri più rostrali a comandare l'attivazione dei motoneuroni gamma (Fig. 3.6 c). Secondo questa accreditata teoria, i centri di elaborazione motoria attiverebbero i motoneuroni gamma che innervano il fuso neuromuscolare [3]. In questo modo, l'attivazione gamma comporta l'allungamento del fuso con la conseguente attivazione delle fibre afferenti Ia che trasportano l'informazione all'interno del midollo spinale. La fibra Ia ha il soma nel ganglio annesso alla radice dorsale. Qui il messaggio viene elaborato e parte un potenziale d'azione lungo l'assone che si sfiocca in due processi, uno sale verso i cen-

---

[11] Per semplicità parleremo solo di fibre afferenti Ia e Ib.

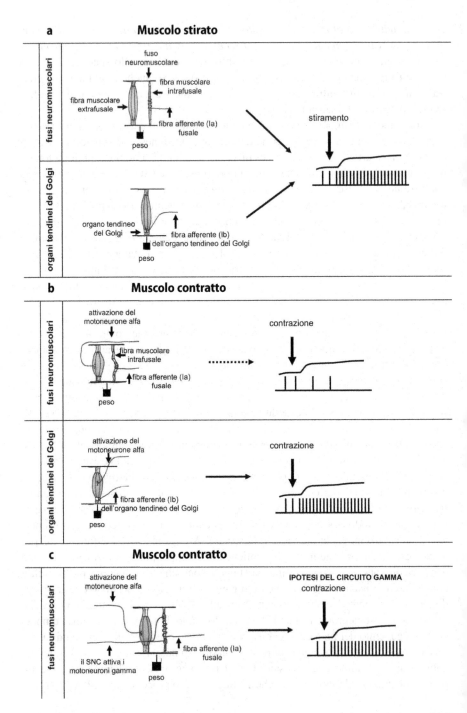

Fig. 3.6 Rappresentazione schematica del comportamento dei recettori muscolari quando il muscolo si stira e si contrae. Spiegazione nel testo. *Modificata da [10]*

tri rostrali per informarli sullo stato di lunghezza muscolare raggiunta, mentre l'altro, rimanendo a livello midollare, contrae sinapsi con il motoneurone alfa che innerva il muscolo. Così il muscolo si contrae. L'intensità di scarica delle fibre Ia si traduce in un aumento di frequenza e quindi di velocità di contrazione del muscolo.

3.3   I circuiti neuronali

Come vedremo nel prossimo capitolo, molti comportamenti motori sono mediati da circuitazioni neuronali locali midollari e troncoencefaliche. L'innervazione reciproca è uno dei tanti esempi. All'interno del SNC molte informazioni, non solo motorie, vengono elaborate grazie all'attivazione di organizzate reti neuronali che, a seconda della destinazione e dell'importanza del messaggio, lo amplificano, lo attenuano, lo modulano. È importante conoscere come funzionano questi "canali di comunicazione neuronale" perché sono alla base di ogni tipo di comportamento.

Prima di esaminarli dobbiamo tenere conto di due regole fondamentali. La prima, che non mi stancherò mai di ricordare, è che ogni comando motorio, indipendentemente da dove nasce, arriva sul motoneurone alfa che innerva il muscolo. Quindi, in ogni circuitazione locale di tipo motorio che si completa con la contrazione muscolare, troveremo sempre l'azione di un motoneurone alfa su cui afferiscono "altri neuroni" modulandone l'azione. La seconda regola è che questi "altri neuroni" sono quasi sempre interneuroni, ossia piccole cellule nervose che possono avere un'azione inibitoria sul motoneurone alfa rilasciando un neurotrasmettitore inibitorio[12]. Tale requisito, tra l'altro, è alla base del principio per cui i muscoli lavorano in coppia di antagonisti. Vi ricordate? A ogni muscolo ne corrisponde un altro con funzione opposta, quindi, se un flessore si contrae, l'estensore corrispondente opposto deve essere rilasciato.

3.3.1   Divergenza e convergenza

Gli esempi più classici e forse anche più frequenti di circuiti neuronali riguardano quelli basati su meccanismi di divergenza e convergenza neuronale.

La *divergenza* è un fenomeno per cui una qualsiasi afferenza si distribuisce su più neuroni. In altri termini, la stessa informazione viaggia su canali paralleli i quali non necessariamente trasmettono tutti. Vediamo come (Fig. 3.7 a). Il neurone 1 trasmette la stessa informazione sui neuroni 2, 3 e 4. I neuroni 2, 3 e 4 molto probabilmente non trasmetteranno lo stesso messaggio perché potrebbero ricevere afferenze da altri neuroni e risentire dei fenomeni di sommazione spaziale e temporale (vedi Appendice 1); oppure potrebbero avere recettori postsinaptici diversi, per cui il messaggio da eccitatorio viene recepito come inibitorio (la natura eccitatoria o

---

[12] Gli interneuroni possono essere anche eccitatori. In questi casi, rilasciano un neurotrasmettitore eccitatorio.

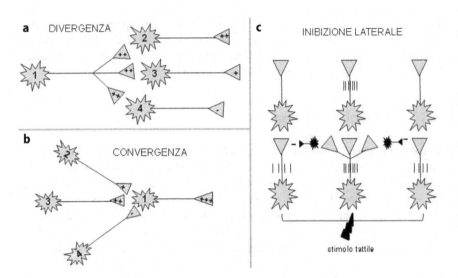

Fig. 3.7 Alcuni circuiti neuronali. Nella figura sono riportati alcuni esempi di divergenza (**a**), convergenza (**b**) e inibizione laterale (**c**)

inibitoria di un neurotrasmettitore, infatti, dipende dal tipo di recettori postsinaptici che incontra).

Un fenomeno del genere accade nel midollo spinale quando la fibra afferente Ia proveniente dal fuso entra nel midollo dalla radice dorsale e fa sinapsi su tre neuroni (lo stesso messaggio si distribuisce su più neuroni). Il primo è il motoneurone alfa che innerva il muscolo omonimo (questa sinapsi è eccitatoria, il muscolo si contrae, il messaggio trasmesso è lo stesso), il secondo è un motoneurone alfa che innerva un muscolo sinergico (questa sinapsi è eccitatoria, il muscolo si contrae, anche in questo caso il messaggio trasmesso è lo stesso), il terzo è un interneurone inibitorio che non attiva il motoneurone alfa che innerva il muscolo antagonista (questa sinapsi, tra neurone sensitivo e interneurone inibitorio è eccitatoria, ma la successiva, tra interneurone inibitorio e motoneurone alfa che innerva il muscolo antagonista, è inibitoria, per cui il muscolo antagonista non si contrae. Questa volta il messaggio trasmesso è diverso).

La *convergenza* invece è un fenomeno per cui su un neurone convergono (afferiscono) più informazioni. In questo caso, un neurone diventa il centro di integrazione perché integra messaggi diversi tra loro. Dalla Figura 3.7 b possiamo vedere che sul neurone 1 arrivano le afferenze dai neuroni 2, 3 e 4. Il soma del neurone 1 (zona di elaborazione) integra i tre messaggi facendo una somma algebrica seguendo i principi della sommazione spaziale e temporale. Se il valore ottenuto raggiunge la soglia, nel neurone 1 si innesca il potenziale d'azione. Un fenomeno del genere accade quasi sempre all'interno del SNC in quanto ogni neurone, essendo in connessione con altri neuroni, è "costretto" a elaborare tutte le informazioni che convergono su di esso. Però altrettanto spesso è necessario far convergere più informazioni per attivare un neurone prima di altri. Immaginate un motoneurone alfa che riceve un'afferenza eccitatoria da un neurone sensitivo e un'afferenza inibitoria da un interneurone inibitorio. La sinapsi inibitoria è molto più potente di quella eccitatoria per cui la somma algebrica dei due messaggi (eccitatorio e inibitorio) effettuata dal soma del motoneurone alfa non riesce a produrre in esso una forte depolarizzazione in grado di scatenare tutti i fenomeni elettrochimici alla base della contrazione muscolare. Il muscolo innervato da questo motoneurone non viene contratto. Questo esempio, ovviamente molto schematizzato, ci permette di capire la base anatomica su cui possiamo inibire alcuni dei nostri comportamenti motori.

3.3.2 Inibizione laterale

La funzionalità di far convergere su un neurone più informazioni modulando in maniera veloce ed efficace il suo comportamento è quella di amplificare il messaggio. Per questo scopo, il SNC utilizza, oltre alla convergenza, anche altri tipi di circuiti, tra cui l'*inibizione laterale*, un circuito neuronale basato sull'inibizione che aumenta l'efficacia di una trasmissione nervosa rispetto ad altre parallele (Fig. 3.7 c). L'inibizione laterale è un meccanismo particolarmente utilizzato all'interno dell'elaborazione delle informazioni sensoriali. Per esempio, nella discriminazione tattile [11].

Bibliografia

1. Bear MF, Connors BW, Paradiso A (2002) Il controllo spinale del movimento. In: Bear MF, Connors BW, Paradiso A (eds) Casco C, Petrosini L (ed italiana) Neuroscienze. Esplorando il cervello, 2nd edn. Masson, Milano
2. Aglioti SM, Facchini S (2002) Il cervello motorio. In: Spinelli D (ed) Psicologia dello sport e del movimento umano. Zanichelli, Bologna
3. Tassinari G (1999) Le basi fisiologiche della percezione e del movimento. In: Umiltà C (ed) Manuale di Neuroscienze. Il Mulino, Bologna
4. Rowland LP (2003) Processi patologici delle unità motrici. In: Kandel ER, Schwartz JH, Jessel TM (eds) Perri V, Spidalieri G (ed italiana) Principi di neuroscienze. Casa Editrice Ambrosiana, Milano
5. Ghez C (2003) I muscoli: gli effettori dei sistemi motori. In: Kandel ER, Schwartz JH, Jessel TM (eds) Perri V, Spidalieri G (ed italiana) Principi di neuroscienze. Casa Editrice Ambrosiana, Milano
6. Freberg L (2007) Psicofarmacologia. In: Freberg L (ed) Psicologia Biologica. Zanichelli, Bologna
7. Raiteri L, Paolucci E, Prisco S et al (2003) Activation of a glycine transporter on spinal cord neurons causes enhanced glutamate release in a mouse model of amyotrophic lateral sclerosis. Br J Pharmacol 138:1021–1025
8. Isaias IU, Marotta G, Pezzoli G et al (2011) Enhanced catecholamine transporter binding in the locus coeruleus of patients with early Parkinson disease. BMC Neurol 11:88
9. Carlson NR (2002) Controllo del movimento. In: Carlson NR (ed) Petrosini L, De Gennaro L, Guariglia C (ed italiana) Fisiologia del comportamento. Piccin, Padova
10. Gordon J, Ghez C (2003) Recettori muscolari e riflessi spinali: il riflesso da stiramento. In: Kandel ER, Schwartz JH, Jessel TM (ed) Perri V, Spidalieri G (ed italiana) Principi di neuroscienze. Casa Editrice Ambrosiana, Milano
11. Kandel ER, Jessel TM (2003) Il tatto. In: Kandel ER, Schwartz JH, Jessel TM (ed) Perri V, Spidalieri G (ed italiana) Principi di neuroscienze. Casa Editrice Ambrosiana, Milano

Fare

4

Compiere un'azione, un atto motorio o un semplice movimento è sempre il risultato visibile di una serie di processi neuronali che chiamano in gioco l'attivazione di molti circuiti cerebrali che non sono soltanto di dominio motorio. Mentre si corre, per esempio, si percepiscono gli ostacoli, si aggiusta il passo in base al tipo di terreno, ci si ferma se qualcuno ci chiama ecc. Inoltre, si compiono una serie di comportamenti sia volontari sia involontari la cui esecuzione appropriata dipende in buona parte dalla continua ricezione ed elaborazione delle informazioni sensoriali. Per merito dei recettori sensoriali visivi, uditivi e somato-sensitivi siamo, infatti, in grado di conoscere lo spazio entro cui ci muoviamo e, grazie alle informazioni provenienti dai propriocettori, il nostro SNC conosce la lunghezza e la tensione dei muscoli, gli angoli articolari, la posizione del corpo nello spazio ed è, così, in grado di pianificare, eseguire ed eventualmente correggere ogni tipo di movimento. Parlare esclusivamente di sistema motorio quando si effettua anche solo un movimento risulta quindi riduttivo. Tuttavia, per comprendere meglio la complessità che caratterizza tutta l'attività motoria (movimenti, atti motori, azioni) non possiamo fare altro che iniziare ad analizzare com'è organizzato il sistema motorio.

Come prima cosa, ricordiamoci che, a differenza dei sistemi sensoriali, in cui l'informazione nervosa viaggia dalla periferia verso il centro, nel sistema motorio il messaggio ha una direzione opposta. Infatti, i comandi motori vengono spediti dai centri di elaborazione motoria del SNC e arrivano ai motoneuroni che vanno a innervare i muscoli i quali, a loro volta, convertono l'informazione nervosa (il comando motorio) in forza contrattile (Schema 4.1).

I motoneuroni sono considerati la "via finale comune"[1] perché ogni comando motorio, indipendentemente da dove parte, termina su di loro. Infatti, un comando motorio (che non è assolutamente sinonimo di pianificazione motoria, di rappresentazione del movimento ecc.) può essere spedito da diversi centri situati nel SNC che, come vedremo, non sono localizzati solo a livello corticale. Questi "centri" non sono altro che gruppi di neuroni i quali, in base alla loro localizzazione, elaborano a stadi di-

---

[1] Questo termine è stato introdotto da Sherrington per sottolineare l'importanza della convergenza dell'informazione motoria sui motoneuroni.

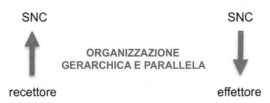

Schema 4.1 Organizzazione gerarchica dei sistemi sensoriali e motori

versi la stessa informazione motoria o addirittura informazioni motorie diverse. In altri termini, dal centro più alto può essere spedito il comando motorio "afferra la penna", che può essere elaborato anche da un gruppo di neuroni situati più caudalmente. Oppure, continuando con lo stesso esempio, dal centro più alto viene comandato di "afferrare la penna", da uno più caudale di "girare la testa" verso il suono improvviso del campanello della porta, da un altro gruppo di neuroni, ancora più caudali, di "retrarre la mano" se sulla penna c'è un animaletto che ci fa impressione (uno stimolo avversivo). Ovviamente l'organizzazione motoria alla base di tali esempi è molto più complessa, è estremamente ordinata e in tutte le attività motorie "visibili"[2] il comando motorio deve per forza arrivare sul motoneurone che innerva il muscolo corrispondente che, come abbiamo già sottolineato, rappresenta la via finale comune[3].

Altra nozione che è importante ricordare quando si studia come è strutturato un comando motorio riguarda *come* il comportamento motorio che ne deriva viene controllato ed eventualmente regolato; perché può succedere che se devo afferrare la penna mentre suona all'improvviso il campanello di casa, nel girare la testa verso la porta, posso rischiare di far sbagliare alla mia mano la traiettoria e quindi non riuscire a prenderla. In genere, a meno che non ci sia qualche danno neurologico, la traiettoria viene aggiustata e la penna afferrata. Questo avviene perché ci sono alcuni centri all'interno del SNC che hanno il compito di controllare che il comportamento motorio che si sta compiendo corrisponda effettivamente al comando dato e qualora si verificasse un errore avvertono il centro da cui è partito il comando affinché ne faccia partire un altro più preciso.

---

[2] Nei prossimi capitoli vedremo che il sistema motorio funziona anche senza produrre movimento.
[3] **Ricorda**: nel capitolo precedente, i motoneuroni che innervano i muscoli sono stati classificati come "inferiori", mentre gli altri "superiori" o "centrali". Questa distinzione è utilizzata soprattutto in ambito clinico per discriminare il tipo di lesione alla base di alcune patologie. Seguendo tale classificazione però, la regola che i motoneuroni rappresentano la via finale comune non può essere generalizzata ma, data la sua importanza funzionale specialmente in questo contesto, chiameremo motoneuroni solo i neuroni che innervano il muscolo (cioè solo i motoneuroni inferiori).

4.1 Livelli di elaborazione motoria

In questa sezione studieremo solo ciò che è alla base del "fare" un comportamento motorio. In altri termini, il substrato anatomico dell'afferrare la penna, del girare la testa indirizzando lo sguardo e del retrarre l'arto. Tutto ciò che precede tale fase operativa, come, per esempio, l'intenzione di afferrare la penna, e che toglie al sistema motorio il ruolo di mero esecutore sarà esaminato successivamente.

Per compiere un comportamento motorio, come un movimento, il sistema motorio si serve di vie neuronali efferenti organizzate in maniera parallela e gerarchica su tre livelli di elaborazione (Schema 4.2) [1]. Tale strutturazione consente anche ai livelli inferiori di generare movimenti che possono non essere sotto il controllo dei centri più alti.

Il livello più basso, ma non il meno importante, è il *midollo spinale* in cui sono presenti i circuiti neuronali alla base dei comportamenti riflessi e in cui trovano sede migliaia di motoneuroni pronti ad attivarsi per far contrarre i muscoli che innervano.

Il livello successivo è rappresentato dal *tronco dell'encefalo* che contiene centri neuronali atti a integrare le informazioni visive e vestibolari con quelle provenienti dal sistema somato-sensitivo e a svolgere un ruolo importante nella modulazione dei circuiti spinali. Inoltre, alcuni di questi centri permettono anche i movimenti degli

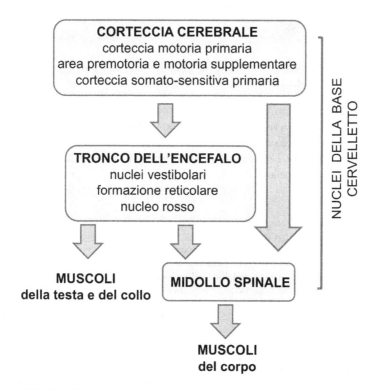

Schema 4.2 Livelli di elaborazione del sistema motorio

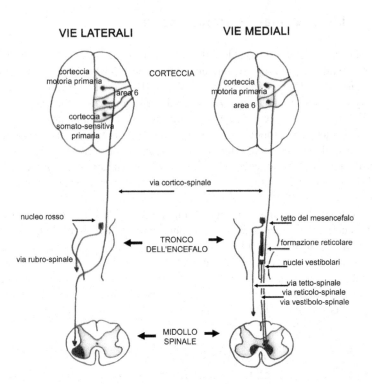

VIE LATERALI   VIE MEDIALI

Fig. 4.1 Schematizzazione delle principali vie motorie. Nella figura sono illustrati i due principali sistemi discendenti. *Modificata da [1]*

occhi e del capo. Infatti, in questa struttura sono localizzati tutti i corpi cellulari dei motoneuroni che innervano i muscoli del capo e del collo[4].

Il livello più alto è rappresentato da diverse *aree neocorticali*, tra cui la *corteccia motoria primaria, l'area premotoria* e *l'area motoria supplementare* (Fig. 4.1). Queste ultime due, che analizzeremo in maggior dettaglio nel prossimo capitolo, so-

---

[4] **Ricorda**: i corpi cellulari dei motoneuroni che innervano i muscoli del capo e del collo sono i nuclei motori e misti di alcuni nervi cranici. In particolare del III nervo cranico (*oculomotore*, controlla i muscoli estrinseci dell'occhio tranne l'obliquo superiore e il retto laterale, il diametro pupillare e l'accomodazione del cristallino nella visione da vicino), del IV (*trocleare*, controlla il muscolo obliquo superiore degli occhi), del V (*trigemino*, controlla i muscoli delle articolazioni della faccia e della bocca), del VI (*abducente*, controlla il muscolo retto laterale degli occhi), del VII (*facciale e intermediario*, controlla i muscoli mimici facciali, le ghiandole lacrimali e salivari), del IX (*glossofaringeo*, controlla i muscoli della deglutizione), del X (*vago*, controlla i muscoli striati della laringe e della faringe nonché l'emissione della parola), dell'XI (*accessorio spinale*, controlla i muscoli del collo trapezio e sternocleidomastoideo) e del XII (*ipoglosso*, controlla i muscoli intrisechi della lingua). Il V, VII, IX e X sono nuclei misti, cioè hanno anche una componente sensitiva. Da sottolineare che il IX e il X controllano anche alcune fibre muscolari appartenenti alla muscolatura liscia. I rimanenti tre nuclei, il I, II e VIII sono solo sensitivi [2].

no considerate aree motorie di ordine superiore, corrispondono all'area 6 di Brodmann, proiettano alla corteccia motoria primaria e, a loro volta, ricevono afferenze dalla corteccia parietale posteriore e da quella prefrontale. La corteccia motoria primaria, identificata nell'area 4 di Brodmann, in genere viene citata con la sigla M1 (motoria primaria) o, secondo le più recenti classificazioni, con F1[5] (frontale primaria) [3]. F1 è connessa direttamente con il midollo spinale (*fascio cortico-spinale*) e con i centri motori del tronco dell'encefalo. In realtà, connessioni con il midollo spinale sono caratteristiche anche delle aree motorie di ordine superiore che, attraverso fasci diretti o indiretti (agendo sui centri motori del tronco dell'encefalo), sono in grado di modulare l'attività dei motoneuroni. L'organizzazione a strati della neocorteccia descritta nell'Appendice 3 ha un preciso significato funzionale. Per quanto riguarda F1, il comando motorio che arriva sui motoneuroni spinali parte sempre dai neuroni efferenti del V strato corticale, deputato a spedire le informazioni fuori dalla corteccia verso le altre strutture (a eccezione del talamo). Invece, l'elaborazione dell'informazione motoria viene trasmessa da F1 al resto della corteccia cerebrale di entrambi gli emisferi tramite neuroni il cui corpo cellulare si trova nel III strato (strato di connessione intra- e inter-corticale).

La precisione e l'ordine dell'organizzazione del sistema motorio, come poi di tutto il SNC, riguarda anche i criteri con cui la periferia (i movimenti effettuati dal corpo) è rappresentata a ogni livello di elaborazione, un concetto già descritto che tuttavia merita di essere ripreso. Infatti, nelle corna ventrali del midollo spinale, nei nuclei motori del tronco dell'encefalo, nelle aree corticali motorie primarie e superiori, è sempre presente un'organizzazione topografica in cui vengono mantenute le relazioni di vicinanza esistenti tra le varie parti del corpo, anche se con differenze notevoli. Infatti, ai muscoli che necessitano di un controllo motorio altamente sofisticato (come quelli delle mani che consentono di effettuare movimenti precisi) corrisponde una rappresentazione più estesa (vedi Figg. 1.2 e 3.1). In Figura 3.1 vi è la rappresentazione della periferia corporea a livello del midollo spinale. Come possiamo osservare, i motoneuroni che controllano la postura e l'equilibrio hanno il corpo cellulare vicino alla linea mediana, mentre quelli che innervano i muscoli che controllano i movimenti fini, lo hanno nei settori più laterali. L'organizzazione topografica si riflette anche nelle connessioni gerarchiche e parallele tra i livelli, così che, per esempio, i neuroni corticali di F1 che controllano i motoneuroni che innervano i muscoli della gamba non possono ricevere afferenze dai neuroni della corteccia premotoria che modulano, per esempio, l'attività dei motoneuroni che innervano i muscoli della mano.

Se volete rendervi conto da soli dell'organizzazione del sistema motorio eseguite la prova proposta per la prima volta dal fisiologo russo Nikolai Bernstein per dimostrare che un determinato comportamento motorio eseguito dalla stessa persona ha caratteristiche distintive anche se effettuato con gruppi muscolari diversi. Bernstein chiedeva di firmare (comportamento motorio complesso) tenendo la penna in condizioni diverse, ossia in mano, attaccata al polso, al gomito, alla spalla, al piede.

---

[5] In questo libro, in accordo con la classificazione di Rizzolatti G, Luppino G, Matelli M [3], la corteccia motoria primaria verrà abbreviata con la sigla F1.

Provateci, magari semplificando, e firmate tenendo la penna sia con la mano con cui in genere scrivete o tenendola tra i denti. Fate poi fare questa prova a un vostro amico. Vi renderete conto che la vostra firma, benché più imprecisa se effettuata tenendo la penna tra i denti, si differenzia enormemente da quella del vostro amico. Questo esperimento ha permesso di suggerire che i comandi motori più complessi sono indipendenti dai gruppi muscolari utilizzati per eseguirli e che questi originano all'interno del SNC (e non dai muscoli come si riteneva in passato) e sono organizzati in maniera gerarchica [4].

4.1.1 Il midollo spinale e i riflessi

Il midollo spinale è il *primo* livello di elaborazione motoria. In questo contesto *primo* sta a indicare la stazione motoria più semplice su cui arrivano tutti i comandi "pensati" dai centri più alti. Come ora vedremo, il midollo spinale è anche un centro di elaborazione da cui partono moltissimi comportamenti motori molto semplici: i *riflessi*.

Per capire le fondamenta biologiche di un riflesso, è necessario sapere di cosa esattamente stiamo parlando. Abbiamo già visto che un riflesso è un comportamento motorio involontario e stereotipato a un particolare stimolo. Affinché si verifichi, è necessario che si attivi un circuito in cui deve essere presente lo stimolo, e quindi un recettore che lo capta, una via *afferente* (che trasporta l'informazione dentro il SNC), una o più sinapsi con il motoneurone, una via *efferente* (che trasporta il comando motorio fuori dal SNC) e un effettore (il muscolo, che si deve contrarre). Tale circuito ha un corrispettivo anatomico all'interno del midollo spinale e comprende almeno cinque di questi elementi. Quando se ne descrive la struttura anatomica essenziale si parla di *arco riflesso*.

Il riflesso più semplice, costituito da una sola sinapsi, è quello *monosinaptico da stiramento* chiamato anche *riflesso patellare* (vedi Fig. 2.2). Se diamo un colpo sul tendine del quadricipite otteniamo l'estensione della gamba. Sotto l'azione meccanica (il colpo, lo stimolo) il muscolo si allunga, i fusi del quadricipite si deformano, allungandosi anch'essi. L'allungamento dei fusi comporta un aumento della frequenza di scarica nelle fibre afferenti da cui sono innervati (fibre Ia) che, entrando dalla radice dorsale[6], trasportano l'informazione dentro il SNC a livello del midollo spinale. La depolarizzazione delle fibre afferenti Ia arriva sui terminali sinaptici che contraggono sinapsi con i motoneuroni alfa che innervano il quadricipite (che è il muscolo estensorio della coscia). Questi motoneuroni hanno il corpo cellulare nelle corna ventrali o anteriori del midollo spinale vicino alla linea mediana. Dopo la sinapsi con i neuroni sensitivi, i motoneuroni alfa si attivano innescando una serie di potenziali d'azione lungo gli assoni (fibre efferenti) che fuoriescono dalle radici ventrali, raggiungono il quadricipite e, attraverso i loro terminali sinaptici,

---

[6] **Ricorda**: i corpi cellulari (zona di elaborazione) dei neuroni sensitivi che innervano i fusi neuromuscolari sono localizzati nei gangli annessi alla radice dorsale.

rilasciano le molecole di neurotrasmettitore (ACh) a livello delle giunzioni neuro-muscolari. Le fibre muscolari che compongono il quadricipite si depolarizzano, dando avvio a una serie di fenomeni (vedi Capitolo 3) per cui il muscolo si contrae e la gamba si estende.

Schematizzando al massimo, possiamo affermare che questo riflesso è composto di tutti e cinque i requisiti: stimolo = colpo sul tendine; recettore = fusi neuro-muscolari; via afferente = fibre Ia; sinapsi = neurone sensitivo e motoneurone alfa; via efferente = assone motoneurone alfa; effettore = muscolo del quadricipite.

In realtà, in questo circuito manca un elemento fondamentale, omesso fin qui per non confondere le idee. Come vi ricorderete, i muscoli lavorano in coppia di antago-nisti per cui alla contrazione di un estensore deve seguire il rilasciamento del flesso-re antagonista attraverso la regola dell'innervazione reciproca. Nel nostro caso quindi, affinché si verifichi l'estensione della gamba, non solo si deve contrarre il quadrici-pite, ma si deve rilasciare il bicipite femorale che è il flessore antagonista, innervato a sua volta da un'altra popolazione di motoneuroni alfa. Però sappiamo che la sinap-si tra motoneurone e muscolo non può essere inibitoria. Pertanto, affinché il SNC pos-sa attuare la regola dell'inibizione reciproca, è necessario inserire anche popolazioni di interneuroni inibitori che, per l'appunto, inibiranno[7] i motoneuroni che innervano il bicipite femorale. In pratica, i terminali sinaptici dei neuroni sensitivi, oltre a con-trarre sinapsi con i motoneuroni alfa che innervano il quadricipite, depolarizzano gli interneuroni inibitori che rilasciano il neurotrasmettitore inibitorio sui motoneuroni alfa che innervano il bicipite femorale (muscolo flessorio antagonista). In questo mo-do, il bicipite non si contrae, quindi è rilasciato e pertanto il comportamento motorio riflesso di estensione della gamba alla percussione di un colpo sul tendine del quadri-cipite può verificarsi. Ma questo circuito non è ancora completo. Infatti, dobbiamo con-siderare che il SNC deve sempre essere a conoscenza di quello che sta avvenendo per porre eventualmente rimedio. Pertanto, dalle fibre afferenti Ia si sfiocca un'altra col-laterale che sale "a titolo informativo" verso i centri più rostrali[8].

Il riflesso monosinaptico da stiramento, nel suo aspetto *tonico*, cioè quando du-ra nel tempo e quando la contrazione non avviene su tutto il muscolo, è importantis-simo perché ci garantisce la postura eretta. Come tutti i riflessi monosinaptici, può essere, infatti, *fasico o tonico*. Il primo caso si verifica quando si contraggono con-temporaneamente tutte le fibre muscolari che costituiscono il muscolo del quadrici-pite femorale. Un comportamento motorio di questo tipo viene messo in atto nel momento in cui dobbiamo eseguire un cambiamento brusco di posizione, per esem-pio come quando percepiamo che stiamo cadendo. Un riflesso del genere può esse-re anche evocato sperimentalmente, come accade dal neurologo che percuote con il martelletto il tendine del quadricipite. Invece, ogni volta che stiamo in piedi evochia-mo il riflesso monosinaptico da stiramento nella componente tonica. Come già det-to, per mantenere la postura eretta, non c'è bisogno di contrarre tutte le fibre muscolari

---

[7] La ridondanza di parole ha lo scopo di sottolineare questo importante concetto.

[8] **Ricorda**: le fibre afferenti Ia si sfioccano almeno in tre rami: il primo arriva sul motoneurone alfa che innerva il quadricipite, il secondo sull'interneurone che inibisce il flessore antagonista e il terzo sale verso i centri più rostrali.

ma solo quelle che, in base alla posizione di volta in volta assunta dal corpo, risentono della forza di gravità che rappresenta lo stimolo che evoca il riflesso[9].

Per ottenere un movimento continuo, per garantire la stabilità delle articolazioni e soprattutto per proteggere i muscoli e i tendini da contrazioni eccessive che potrebbero determinare lesioni, ci serviamo di *riflessi oligosinaptici* mediati dagli organi tendinei del Golgi, i recettori all'interno del muscolo che abbiamo visto essere rilevatori della tensione muscolare (vedi Capitolo 3). Questi riflessi si servono di un interneurone eccitatorio che depolarizza i motoneuroni alfa che innervano i flessori e si chiamano *riflessi inversi da stiramento*.

Ancora più complessi sono i *riflessi polisinaptici* che, come dice il termine, coinvolgono più sinapsi. Sono chiamati anche *superficiali* perché la popolazione recettoriale (nocicettori e recettori tattili) che innesca il riflesso si trova nella cute. Questi riflessi hanno funzione di difesa e agiscono quasi sempre sui muscoli flessori. Per essere evocati, necessitano di uno stimolo che dura nel tempo [5]. Coinvolgendo più sinapsi, la latenza[10] è variabile e senza dubbio maggiore di quella dei riflessi monosinaptici o oligosinaptici. Oltre all'esempio già discusso nel Capitolo 2 (vi ricordate? La mano che si retrae se tocca un tegame bollente), un altro riflesso superficiale è il *plantare estensorio*, che si evoca strisciando con un oggetto appuntito la pianta del piede [1]. Il comportamento riflesso che ne consegue è un movimento di flessione di tutte le dita (Fig. 4.2). La valutazione clinica dei riflessi è molto importante ai fini diagnostici perché permette di capire la causa di alcune anomalie. Per esempio, una lesione del tratto cortico-spinale determina un caratteristico *segno positivo* chiamato di Babinski (Box 4.1).

Il controllo motorio da parte del midollo spinale è stato molto studiato in quelli che vengono denominati *preparati spinali*, ossia animali in cui si esegue chirurgicamente un taglio del nevrasse a livello del midollo spinale[11]. Tali condizioni sperimentali consentono di valutare approfonditamente le proprietà anatomo-funzionali di questa stazione motoria. Si è dimostrato che se il taglio chirurgico viene effettuato a "tutto spessore", cioè quando la sezione è completa, l'animale, subito dopo la lesione, in

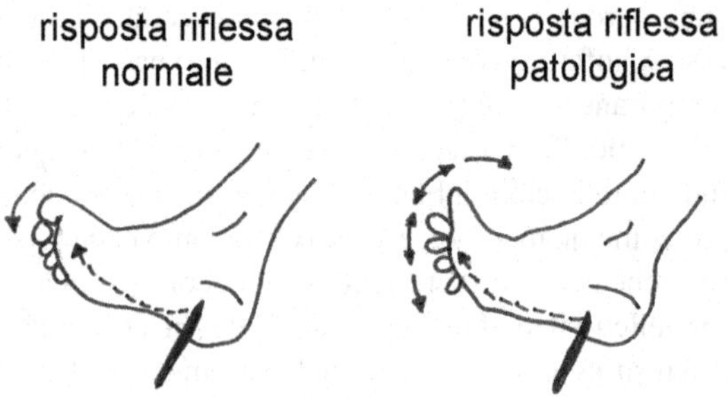

Fig. 4.2 Il segno di Babinski

risposta riflessa
normale

risposta riflessa
patologica

---

[9] **Ricorda**: nell'uomo, i muscoli estensori degli arti inferiori si oppongono sempre alla forza di gravità.

[10] **Ricorda**: in questo contesto, la *latenza* è l'intervallo di tempo tra l'applicazione dello stimolo e la comparsa del comportamento motorio.

[11] Quando il taglio viene eseguito a livello del mesencefalo, si parla di *preparato decerebrato*.

Box 4.1 - Lesioni della via cortico-spinale

Le lesioni del fascio cortico-spinale sono purtroppo abbastanza frequenti. Tra le cause più comuni ci sono le occlusioni vascolari, come per esempio quella dell'arteria cerebrale media, traumi, malattie demielinizzanti e tumori. Nella pratica clinica le lesioni del sistema motorio (come del resto di tutti i sistemi centrali) provocano *segni negativi* e *segni positivi*. I primi dipendono dalla perdita di funzioni controllate al sistema leso e quindi si ha paralisi, perdita della forza muscolare e altri deficit che investono la sfera motoria. I segni positivi invece sono costituiti da anomalie nelle risposte riflesse. L'esempio classico è il *riflesso plantare estensorio*, un importante segno positivo della lesione della via cortico-spinale. Fu scoperto nel 1986 dal neurologo Joseph Babinski che per primo lo evidenziò in alcuni suoi pazienti affetti da sifilide meningovascolare, una malattia che provoca lesioni vascolari che in molti casi danneggiano proprio la via cortico-spinale. In condizioni normali, se si strofina la parte laterale esterna del piede con un oggetto appuntito si ottiene un movimento di flessione di tutte le dita, compreso l'alluce. Nei pazienti con lesione cortico-spinale compare un'estensione riflessa accompagnata da apertura a ventaglio delle altre dita classificata appunto come "segno di Babinski" (Fig. 4.2). Questo segno non deve spaventare se osservato nei neonati in cui le vie nervose sono ancora fisiologicamente immature [1].

una situazione che dura anche parecchi giorni definita *shock spinale*, ha paralisi, areflessia[12] e anestesia[13] sotto la sezione [6]. Per capire meglio, immaginiamo un paziente con una lesione a livello del midollo spinale (per es. T3). Questa persona non potrà muovere le gambe, non si accorgerà se un piede si bagna con acqua bollente o se viene punto con uno spillo né se ha infilato la scarpa giusta. Però sarà in grado di afferrare un bicchiere, di retrarre la mano in presenza di uno stimolo doloroso e di girarsi se qualcuno gli sfiora da dietro i capelli. I muscoli innervati dai motoneuroni sotto la lesione saranno atonici e rilasciati perché le vie discendenti sono interrotte e, in più, il circuito gamma non può essere attivato dai centri superiori. Inoltre, questo paziente non sarà in grado di urinare e defecare volontariamente. Potrebbe morire. Con il passare del tempo, la sua condizione si modifica perché il suo SNC inizierà a reagire dando vita a dei circuiti midollari che alimentano autonomamente il circuito gamma. Il nostro paziente immaginario continuerà però a non muovere le gambe e a non rendersi conto degli stimoli che lo circondano, nonostante i suoi muscoli, grazie all'autonoma attività gamma, saranno diventati ipertonici. L'attivazione gamma "autodidatta", non controllata, come normalmente avviene, dai centri superiori, determina un tipo di paralisi spastica. Le sezioni a tutto spessore del midollo spinale,

---

[12] Mancanza di riflessi.
[13] Perdita della sensibilità termica, tattile, propriocettiva e dolorifica.

come quella descritta, purtroppo, esistono davvero e possono essere la conseguenza di fratture, di ferite da arma da fuoco, di processi infiammatori, di compressioni da tumori e di cadute dai mezzi a due ruote.

Diversa è la situazione clinica se la sezione investe metà midollo. Tale condizione corrisponde alla sindrome di Brown-Sequard, chiamata così in onore del neurologo Charles Édouard Brown-Sequard (1817-1894) che per primo l'ha descritta. Continuiamo a immaginare il nostro paziente con un'emisezione destra sempre a livello toracico. Questa volta avrà paralisi ipsilaterale, cioè non potrà muovere la gamba destra. Per quanto riguarda il deficit di sensibilità, l'anestesia sarà ipsilaterale per le sensazioni tattili e propriocettive (la via che media questa sensibilità è il sistema delle colonne dorsali-lemnisco mediale che decussa nel tronco dell'encefalo a livello del bulbo), mentre sarà controlaterale per le sensazioni termiche e dolorifiche (il sistema anterolaterale che media questa sensibilità invece decussa subito, a livello del midollo spinale).

4.1.2   Il tronco dell'encefalo

La seconda stazione motoria è il tronco dell'encefalo in cui sono presenti diversi centri di elaborazione motoria organizzati secondo due importanti sistemi: sistema *ventro-mediale* e *dorso-laterale*. Al primo sistema appartengono la via *vestibolo-spinale*, la via *reticolo-spinale* e la via *tetto-spinale*, mentre al secondo la via *rubro-spinale*[14]. Come si può facilmente immaginare, le vie ventro-mediali terminano nel settore omonimo delle corna anteriori del midollo spinale, sui motoneuroni che innervano i muscoli assiali e prossimali. Le vie dorso-laterali, invece, arrivano nel settore dorso-laterale sui motoneuroni che innervano i muscoli distali (Fig. 4.1). Tale divisione anatomica è anche funzionale in quanto le vie ventro-mediali controllano l'equilibrio e la postura, mentre quelle dorso-laterali i movimenti fini. Entrambe le divisioni sono sotto il controllo della corteccia [1].

4.1.2.1   Vie ventro-mediali
La *via vestibolo-spinale* origina dai nuclei vestibolari bulbari e pontini che elaborano le informazioni propriocettive sulla posizione del capo nello spazio pervenute attraverso l'VIII nervo cranico (il vestibolococleare) e, scendendo ipsilateralmente, termina sul midollo spinale. Questa via è molto importante per l'equilibrio.

La *via reticolo-spinale* si genera dalla formazione o struttura reticolare[15] e, scendendo ipsilateralmente, termina sul midollo spinale. Questo sistema controlla principalmente la postura.

La *via tetto-spinale* parte dal tetto del mesencefalo che è un importante centro di

---

[14] **Ricorda:** nella denominazione delle vie dobbiamo sempre determinare il punto di partenza, l'eventuale sinapsi e l'arrivo.

[15] **Ricorda:** si chiama *formazione reticolare* perché sono neuroni raggruppati in nuclei non definiti ma sparsi per il tronco dell'encefalo. Quindi esistono una formazione reticolare pontina, una bulbare e una mesencefalica.

coordinazione occhio-testa, a differenza delle altre vie ventro-mediali, scende controlateralmente e termina nel midollo spinale a livello cervicale.

4.1.2.2 Vie dorso-laterali

A questo gruppo appartiene la via *rubro-spinale* che parte dal nucleo rosso del mesencefalo. È una via crociata, il che significa che se il comando motorio si genera, per esempio, nel nucleo rosso di destra termina sui motoneuroni del midollo spinale di sinistra che innervano la muscolatura distale. L'integrità di questo sistema è importante per effettuare movimenti fini e manipolatori.

4.1.2.3 Vie aminergiche

Il tronco dell'encefalo ospita anche altri sistemi discendenti che terminano in maniera diffusa sul midollo spinale, chiamati *vie aminergiche*, non catalogabili in vere e proprie vie motorie. Infatti, si ritiene che abbiano un ruolo modulatorio sull'attività cerebrale e di conseguenza anche sul comportamento motorio. Nello specifico, sono state evidenziate due vie, una a partenza dal *locus coeruleus* (un nucleo situato tra il mesencefalo e il ponte) e l'altra dal *rafe* (una serie di nuclei localizzati nella porzione più rostrale del ponte). La prima via utilizza come neurotrasmettitore la noradrenalina, per questo si chiama anche *sistema noradrenergico o sistema coeruleus-spinale*, la seconda invece utilizza la *serotonina* e viene denominata *sistema serotoninergico o rafe-spinale*. Il significato funzionale di entrambe è stato studiato in relazione agli effetti prodotti. Per esempio, si è evidenziato che uno stimolo nuovo o improvviso determina un'attivazione consistente dei neuroni del locus coeruleus. Tale evidenza ha portato a supporre che il sistema coeruleus-spinale sia implicato nei processi di orientamento dell'attenzione verso variazioni improvvise di segnali afferenti tali da indurre specifiche reazioni comportamentali [7]. Un aumento dei livelli di serotonina e quindi un'attivazione del sistema rafe-spinale comporta la soppressione di comportamenti aggressivi, migliora l'umore, alza la soglia del dolore, facilita il sonno [7].

4.1.3 Il livello corticale

La corteccia cerebrale rappresenta il livello più alto di elaborazione del comando motorio. Qui il comando, oltre a essere spedito, viene anche progettato, pianificato, immaginato e rappresentato e l'attività motoria degli altri viene compresa e perfino intuita. Ma in quale pezzettino di corteccia dimorano i gruppi neuronali che svolgono ognuna di queste funzioni cognitivo-motorie? Il discorso è assai complesso e le recenti evidenze sperimentali, condotte sia sui primati non umani sia sull'uomo, dimostrano che la fitta rete di circuiti neuronali deputati ad assolvere tali compiti risiede nelle aree motorie di ordine superiore, nelle aree parietali posteriori e prefrontali. Nel prossimo capitolo analizzeremo la base anatomica che rende il sistema motorio anche un complesso sistema cognitivo. Ora concentriamoci sulla "corteccia esecutiva", cioè sulla corteccia che spedisce il comando motorio direttamente sui motoneuroni che innervano i muscoli o che controlla i neuroni motori delle stazioni più basse. Tale compito viene svolto *principalmente* (ma non solamente) dalla corteccia motoria primaria (che

Box 4.2 - Il controllo della postura

Per postura si intende la posizione del corpo e degli arti, nonché il loro orientamento nello spazio. Questa funzione è molto importante, direi fondamentale, perché ci evita di perdere l'equilibrio e di cadere. Risulta quindi vitale in ogni circostanza, quando parliamo con un nostro amico davanti a una tazza di tè, quando corriamo per non perdere l'autobus, quando ci alleniamo in palestra o giochiamo in un prato ecc.

Ogni volta che eseguiamo un comportamento compiamo, senza rendercene conto, una serie di aggiustamenti posturali mediati da precisi circuiti corticali, troncoencefalici e spinali che tengono continuamente conto delle informazioni sensoriali. Per mantenere una posizione stabile, e non cadere, quindi il capo deve essere dritto sul collo, mentre il torace deve esserlo sulla pelvi. Per fare ciò, dobbiamo compiere aggiustamenti che contrastino la forza di gravità o altre forze come il vento, mantenendo, per esempio, il baricentro all'interno della base di appoggio. Gli aggiustamenti posturali vengono assicurati da *meccanismi anticipatori* e da *risposte compensatorie* [8]. I meccanismi anticipatori agiscono sulla previsione di quello che potrebbe accadere durante l'esecuzione di un movimento. Immaginate un equilibrista in procinto di iniziare un delicato esercizio di equilibrio. I suoi circuiti nervosi sono perfettamente in grado di prevedere ciò che potrebbe accadere (e anche il quando) e quindi preparare il corpo all'azione reclutando, per esempio, specifici gruppi muscolari. Questi meccanismi sono soggetti all'esperienza e la loro efficacia aumenta con l'esercizio. Se il nostro equilibrista è esperto porterà a termine il suo esercizio. Le risposte compensatorie invece subentrano in seguito alla perdita dell'equilibrio e sono quasi sempre successive a un fallimento dei meccanismi anticipatori. Se il nostro equilibrista è alle prime armi, i suoi meccanismi anticipatori non saranno efficienti così che lo vedremo barcollare ma non cadere perché ha azionato un'efficace risposta compensatoria.

Sia i meccanismi anticipatori sia le risposte compensatorie sono comportamenti motori molto rapidi con un'organizzazione abbastanza stereotipata che ricorda quella dei riflessi. In realtà, esistono marcate differenze basate sull'intensità della risposta, che nei riflessi è fissa, mentre nel controllo della postura varia in relazione all'oscillazione del corpo. Inoltre, a differenza dei riflessi, gli aggiustamenti posturali possono essere perfezionati dalla pratica e dall'apprendimento. Per esempio, in ogni disciplina sportiva, ci sono una serie di importanti esercizi basati proprio sul controllo della postura che si prefiggono lo scopo di aumentare l'equilibrio e la coordinazione motoria.

come abbiamo visto è identificata con la sigla F1), localizzata nel lobo frontale e precisamente nel giro precentrale davanti al solco centrale (Fig. 4.3). Ciò che distingue F1 dalle altre cortecce è la presenza di un importante III e V strato[16] entrambi abitati

---

[16] **Ricorda**: tutta la neocorteccia è divisa in sei strati anatomicamente e funzionalmente distinti.

Fig. 4.3 Organizzazione corticale del sistema cognitivo-motorio. Nella figura è rappresentato un disegno di cervello umano osservato lateralmente in cui sono visibili le principali aree cognitivo-motorie. Le *linee tratteggiate* indicano la suddivisione dei lobi

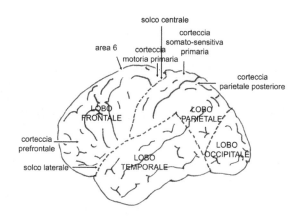

da neuroni piramidali (vedi Appendice 2). Proprio da questi grossi neuroni, il cui corpo cellulare arriva a misurare anche 0,1 mm, originano molti dei comandi motori che arrivano sul midollo spinale formando un tratto discendente denominato *cortico-spinale*. Questa via motoria termina soprattutto nei settori dorso-laterali delle corna anteriori spinali in cui si trovano i motoneuroni che innervano i muscoli distali. Una componente più esigua, invece, termina nei settori ventro-mediali del midollo spinale, sui motoneuroni che innervano i muscoli assiali e prossimali (vedi Fig. 4.1). E, ancora, un'altra componente termina sui nuclei motori dei nervi cranici dando vita al tratto *cortico-nucleare*[17]. La via cortico-spinale che termina nei settori dorso-laterali è una via crociata che attraversa la linea mediana a livello delle piramidi bulbari e media i movimenti fini delle mani e dei piedi, come infilare un filo nella cruna di un ago per cucire o pitturare mettendo il pennello tra l'alluce e il secondo dito. Invece, la via cortico-spinale che termina nei settori ventro-mediali è ipsilaterale e controlla l'equilibrio e la postura [1].

La via cortico-spinale è alimentata per almeno un terzo dalle fibre che originano dai neuroni piramidali di F1. Un altro terzo di fibre è composto dall'*area 6*, che come abbiamo visto è distinguibile in due porzioni, l'*area premotoria* (PMA) e l'*area supplementare motoria* (SMA), entrambe si trovano rostralmente a F1 e sono adiacenti a essa (vedi Fig. 5.1). Un'altra percentuale di fibre proviene dalla *corteccia somato-sensitiva primaria* (S1), sita nel giro postcentrale, caudalmente al solco centrale (Fig. 4.3). Il coinvolgimento della S1 probabilmente rappresenta una modalità di integrazione delle informazioni sensitive provenienti dalle parti corporee ferme e in movimento. Se vi ricordate, infatti, nei movimenti effettuati a circuito chiuso, le informazioni somato-sensitive elaborate anche in S1 contribuiscono alla continua modulazione della strutturazione del movimento. Questa organizzazione ci consente di afferrare con precisione un oggetto anche se la traiettoria della mano viene corretta durante l'avvicinamento al bersaglio.

---

[17] La via cortico-spinale viene spesso identificata con il *tratto piramidale*. Questa denominazione non è corretta perché il tratto piramidale comprende sia il fascio cortico-spinale sia quello cortico-nucleare.

4.1.3.1 La codificazione del movimento

Molti studenti ritengono erroneamente che la contrazione di un muscolo sia la conseguenza dell'attivazione di due neuroni, uno nella corteccia motoria primaria (neurone piramidale) e l'altro nel midollo spinale (motoneurone). Tale credenza non può assolutamente essere vera perché un muscolo è composto da tante fibre motorie (e quindi è innervato da più di un motoneurone) e anche perché, durante una qualsiasi forma di attività motoria, i neuroni piramidali di F1 comandano l'attività di gruppi muscolari diversi. Edward Vaughan Evarts (1926-1985), un neuroscienziato americano del secolo scorso, fu il primo a dimostrare che a movimenti diversi, coinvolgenti la stessa area corporea, corrispondeva un'attivazione di molti neuroni corticali, rappresentanti l'area in questione. Tale attivazione non solo comprendeva gruppi neuronali diversi, ma poteva essere registrata addirittura prima della comparsa della contrazione muscolare [9]. Dopo questa evidenza della partecipazione di F1 al processo d'avvio del movimento, Evarts addestrò un gruppo di scimmie a eseguire movimenti di apertura (muscoli estensori) e chiusura (muscoli flessori) del polso per valutare quale aspetto del movimento controllassero i neuroni piramidali durante un comportamento motorio così semplice. Il suo protocollo sperimentale gli permise di evidenziare che la frequenza di scarica dei neuroni piramidali codificava la *forza* da sviluppare per muovere il polso piuttosto che il cambiamento di posizione del polso stesso. Infatti, quando veniva applicato un carico al polso dell'animale, la frequenza di scarica dei neuroni aumentava in rapporto al peso da spostare, mentre se il carico era sistemato in modo da favorire il movimento di flessione (quindi un movimento eseguito in maniera passiva) il neurone diveniva silente [10]. Dopo queste sperimentazioni sono stati ovviamente condotti altri studi che hanno permesso di dimostrare la presenza di alcuni neuroni in F1 che codificano addirittura la velocità di variazione della forza [11].

Oltre alla forza, un'altra componente importante del movimento codificata dai neuroni piramidali è la *direzione*. Questa importante conoscenza ci viene dagli studi di Apostolos P. Georgopoulos, un autorevole neuroscienziato americano contemporaneo che da sempre si è interessato alla comprensione dei meccanismi neuronali sottostanti l'attività motoria. Dopo aver dimostrato che ogni movimento viene codificato dall'attività di gruppi neuronali [12], Georgopoulos e colleghi hanno ideato un esperimento divenuto oramai famoso per valutare la codificazione neuronale della direzione del movimento. Gli autori hanno addestrato un gruppo di scimmie a muovere una manopola verso uno stimolo luminoso che cambiava casualmente posizione lungo otto punti di un cerchio. Gli animali dovevano quindi muovere il braccio in una delle otto possibili direzioni. Le registrazioni neuronali effettuate evidenziarono che ogni neurone aveva una preferenza verso una direzione. Per esempio il neurone A aumentava la frequenza di scarica se il braccio si spostava in direzione longitudinale (lo stimolo luminoso appariva nella posizione 1 del cerchio). Nonostante questa sensibilità direzione-specifica, il neurone A scaricava (in maniera più tenue, ma comunque efficace) anche durante i movimenti del braccio che variavano di $\pm45°$ rispetto alla direzione a cui erano maggiormente reattivi. Questo risultato rappresenta la conferma dei precedenti studi che ipotizzavano il coinvolgimento di più neuroni durante un semplice movimento. Su tali evidenze Georgopoulos ha suggerito un mo-

dello di funzionamento della corteccia motoria primaria in cui ogni neurone piramidale appartenente a una popolazione di neuroni che controllano i diversi gruppi muscolari, darebbe un "voto" per una direzione del movimento e che sarebbe proprio
la media di questi voti a determinarne la direzione reale [13]. Quasi parallelamente
alle ricerche di Georgopoulos, altri ricercatori americani, analizzando le caratteristiche neurofisiologiche dei movimenti oculari nel collicolo superiore del gatto, sono
arrivati alle stesse conclusioni. Infatti, hanno dimostrato che alla base di una precisa direzione dei movimenti oculari c'è la codificazione di popolazioni neuronali [14].

4.2   I sistemi di controllo

Fin qui abbiamo visto quali sono i centri di esecuzione motoria. Abbiamo anche sottolineato che le stazioni di partenza da cui può originare un comando motorio (corteccia, tronco dell'encefalo e midollo spinale) sono organizzate in maniera gerarchica
e fondamentalmente in due sistemi discendenti, uno laterale che fa muovere i muscoli che permettono di eseguire i movimenti più raffinati e uno mediale coinvolto
nell'equilibrio e nella postura. Questa organizzazione ci consente di "fare" un comportamento motorio ma, da sola, non ci garantisce che tale esecuzione si realizzi in
maniera fluida, sinergica e coordinata e che venga correttamente avviata. Per questo
sono necessarie altre strutture la cui lesione non comporta assolutamente paralisi, ma
un evidente deficit di coordinazione motoria.

4.2.1   Il cervelletto

Il cervelletto ha il compito di controllare che il movimento che si sta svolgendo corrisponda esattamente al comando dato. Riesce a svolgere tale funzione perché riceve sia una copia del comando motorio sia le afferenze sensitive dalla periferia (dai
recettori sensoriali); informazioni che confronta e, qualora dovessero risultare di-
screpanti, avverte il centro da cui è partito il comando per l'immediata correzione.
In questo modo, il suo ruolo risulta estremamente importante non solo per la coordinazione motoria, ma anche per l'aumento del grado di precisione del movimento
che si sta effettuando.
    Anatomicamente è appiccicato al ponte attraverso i *peduncoli cerebellari*, fasci
di fibre afferenti ed efferenti che lo connettono al tronco dell'encefalo. Nonostante
in volume costituisca solo il 10% di quello di tutto il cervello, al suo interno sono
contenuti più della metà dei neuroni [15]. Assomiglia a un piccolo cervello, da qui
il nome. Ha infatti una propria corteccia ed è suddiviso in diverse regioni, ciascuna
delle quali stabilisce precise connessioni con strutture cerebrali diverse. Possiede, inoltre, la peculiare caratteristica di avere numerose convoluzioni trasversali e parallele,
ossia solchi più o meno profondi che consentono di evidenziare tre lobi, almeno dieci diversi lobuli e numerosissime fogliette o folia (Fig. 4.4 a, b). A seconda della sezione dalla quale lo si osserva, può essere suddiviso in modi differenti su cui è bene
soffermarsi per capirne il funzionamento.

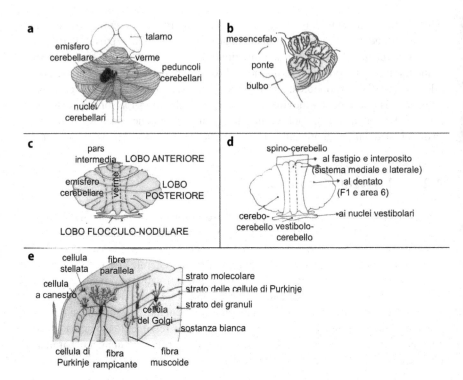

Fig. 4.4 Il cervelletto. Spiegazione nel testo. *Modificata da [15]*

Se l'osserviamo dall'alto verso il basso (divisione rostro-caudale), in base alla sequenza di varie fessure, notiamo tre porzioni, il *lobo anteriore*, il *lobo posteriore* e il *lobo flocculo-nodulare* (Fig. 4.4 c).

Se scendiamo in profondità (divisione dorso-ventrale), possiamo evidenziare uno strato corticale superficiale (*corteccia cerebellare*) e una zona di nuclei sottostanti (*dentato, interposito*[18] e *fastigio*) (Fig. 4.4 a).

Se procediamo lateralmente, può essere distinto in una parte centrale (*verme cerebellare*), in una parte intermedia (*pars intermedia*) e in due più laterali (*emisferi cerebellari*) (Fig. 4.4 c).

Se infine lo dividiamo esclusivamente a seconda della sua funzionalità, possiamo discriminare il *vestibolo-cerebello*, lo *spino-cerebello* e il *cerebro-cerebello* (Fig. 4.4 d). Il *vestibolo-cerebello* è costituito dal lobo flocculo-nodulare. Grazie alla stretta connessione (afferente ed efferente) con i nuclei vestibolari del bulbo controlla, nell'uomo, i movimenti oculari e l'equilibrio del corpo durante la stazione eretta e la deambulazione. Da un punto di vista filogenetico è la parte più antica e per questo motivo si chiama anche *archicerebello*. Lo *spino-cerebello* comprende il verme

---

[18] Nell'uomo il *nucleo interposito* è ulteriormente suddiviso in globoso ed emboliforme.

e la pars intermedia. Le principali afferenze provengono dal midollo spinale. Le efferenze relative al verme raggiungono il fastigio, mentre quelle della pars intermedia arrivano al nucleo interposito. Pertanto, svolge un'importante funzione di controllo sui sistemi discendenti motori mediali e laterali. Filogeneticamente è più recente del vestibolo-cerebello e anche denominato *paleocerebello*. Il *cerebro-cerebello* è costituito dalle porzioni più laterali, gli emisferi cerebellari. Riceve afferenze esclusivamente dai nuclei pontini su cui proiettano gli assoni dei neuroni della corteccia parietale posteriore, della corteccia prefrontale e di vaste aree limbiche e paralimbiche. Le connessioni efferenti, tramite il nucleo dentato, arrivano sui neuroni talamici (in particolare, sul nucleo ventrale mediale, sul nucleo ventrale laterale, sul nucleo dorso-mediale e sui nuclei intralaminari) che a loro volta trasmettono alla corteccia cerebrale (il nucleo ventrale mediale e i nuclei intralaminari proiettano in maniera diffusa; il nucleo ventrale laterale proietta alla corteccia motoria primaria, premotoria e supplementare e alla corteccia parietale posteriore; il nucleo dorso-laterale, infine, alla corteccia prefrontale). Grazie a questo circuito *cerebro-ponto-cerebellare-talamo-corticale*, il cerebro-cerebello è coinvolto negli aspetti più cognitivi del movimento, come per esempio l'apprendimento di sequenze motorie. Inoltre, questo complesso circuito neuronale è la prova anatomica di come il cervelletto sia in grado di intervenire sulla funzionalità di vaste aree corticali sede dei più alti livelli di integrazione sensori-motoria. Il cerebro-cerebello da un punto di vista filogenetico è il più recente, per questo si chiama anche *neocerebello* [16].

La divisione funzionale del cervelletto appena descritta è stata per anni accettata e condivisa. Alcuni recenti risultati sperimentali hanno ampliato le conoscenze anatomiche e funzionali sul ruolo del cervelletto nel controllo motorio attraverso la dimostrazione di altre connessioni neuronali. In particolare, meritano attenzione alcuni studi sperimentali condotti all'Università di Pittsburgh dal neuroanatomico Peter Strick che, insieme con i suoi collaboratori, ha dimostrato una relazione anatomica tra il nucleo dentato e il nucleo striato, uno dei nuclei della base [17] e che una porzione del verme riceve afferenze anche da F1 e da aree motorie di ordine superiore [18]. Questi risultati ottenuti con la tecnica anatomica del trasporto neuronale (vedi Capitolo 1), suggeriscono la necessità di una rivalutazione funzionale della relazione tra le due strutture di coordinazione motoria. Al momento, sono presenti diversi contributi in questa direzione che evidenziano come il cervelletto e i nuclei della base non partecipano al controllo motorio in maniera indipendente, ma interagiscono, seppure indirettamente, a livello corticale grazie alle loro rispettive connessioni con la corteccia (cervelletto: circuito cortico-ponto-cerebello-talamo-corticale; nuclei della base: circuito cortico-basale-talamo-corticale) [19, 20]. Inoltre, a dimostrazione di una relazione anatomo-funzionale tra le due strutture, ci sono forti evidenze sperimentali che mostrano come, in seguito a una lesione cerebellare, si verifichino fenomeni di plasticità neuronale nelle cellule dello striato [19].

Tipicamente nell'uomo lesioni della corteccia cerebellare o dei nuclei cerebellari profondi producono sintomi che possono essere distinti a seconda della sede della lesione [22]. In seguito a lesione o atrofia delle strutture più mediali, per esempio, si osservano disordini di postura, di deambulazione, di posizione del capo e di movimenti oculari anomali. L'atrofia delle zone più laterali, invece, produce ipotonia, disartria,

Box 4.3 - Il sistema di inattivazione dell'inibizione a favore della trasmissione

Per comprendere come il cervelletto svolga il suo ruolo di comparatore è necessario analizzarlo in maggior dettaglio. La corteccia cerebellare, proprio come la corteccia cerebrale, è suddivisa in strati: lo *strato molecolare*, il più esterno, lo *strato delle cellule di Purkinje* e lo *strato dei granuli*, quello più interno (Fig. 4.4 e). Ognuno di questi strati è abitato da diverse popolazioni neuronali che, a eccezione delle cellule dei granuli, sono tutte inibitorie. Tra queste, un cenno più approfondito meritano le cellule di Purkinje che rappresentano l'uscita delle informazioni elaborate all'interno della corteccia cerebellare. Questi neuroni, tra l'altro spettacolari se osservati al microscopio, hanno un grande corpo cellulare e un rigoglioso albero dendritico che arriva fino allo strato molecolare ed è appiattito e orientato perpendicolarmente ai solchi trasversali. Quando questi neuroni sono attivi, inibiscono i nuclei cerebellari profondi (la via efferente non si attiva). Viceversa, se sono silenti, non agiscono sui nuclei (attivazione della via efferente). L'attività delle cellule di Purkinje è regolata da due sistemi di fibre eccitatorie afferenti, le *fibre muscoidi* e le *fibre rampicanti* che originano da strutture cerebrali diverse. Le fibre muscoidi provengono dal tronco dell'encefalo e dal midollo spinale e influenzano i neuroni di Purkinje in modo indiretto perché terminano nello strato dei granuli e contraggono sinapsi con le cellule che vi sono presenti. Sono poi gli assoni di queste cellule, le *fibre parallele*, a modulare l'attività delle cellule di Purkinje. Una fibra parallela, estendendosi lungo l'asse longitudinale dei solchi, incontra moltissime cellule di Purkinje su cui però contrae sinapsi deboli definite *spike semplici*. Una fibra rampicante, invece, arriva diretta su poche cellule di Purkinje, esercitando un'attivazione molto potente (*spike complesso*)[19]. Quando il movimento che si sta svolgendo corrisponde al comando dato, i nuclei cerebellari profondi non si attivano perché le fibre muscoidi e rampicanti, sebbene in maniera diversa, attivano le cellule di Purkinje che, a loro volta, rilasciano su di essi il neurotrasmettitore inibitorio (GABA)[20]. Se però il movimento che si sta compiendo non corrisponde al comando dato, le fibre muscoidi e rampicanti non attivano le cellule di Purkinje così che esse non possono inibire le vie di uscita efferenti, ma le loro collaterali attivano i nuclei cerebellari che, depolarizzandosi, trasmettono il messaggio di "sbagliato" ai centri da cui è partito il comando.

Questo sistema di "inattivazione dell'inibizione a favore della trasmissione" è anche alla base dell'apprendimento motorio [21].

---

[19] **Ricorda**: le connessioni sinaptiche stabilite dalle fibre rampicanti con le cellule di Purkinje sono tra le più potenti del SNC.

[20] È stato il neuroscienziato giapponese di fama mondiale Masao Ito a scoprire che i neuroni del Purkinje sono inibitori e utilizzano come neurotrasmettitore il GABA.

atassia e *tremore intenzionale*, evidente solo durante il movimento. Caratteristica è la condizione di atassia del tronco, in cui il paziente esegue movimenti scoordinati, cammina con base allargata come se avesse bevuto troppo. Associati alle lesioni laterali sono anche alcuni deficit cognitivi, come l'incapacità ad acquisire nuove procedure motorie, e deficit percettivi, come la difficoltà a stimare la durata di eventi [23].

4.2.2   I nuclei della base[21]

Se il cervelletto si occupa di controllare che il movimento che si sta svolgendo corrisponda effettivamente al comando dato, i nuclei della base verificano che la programmazione del movimento sia poi correttamente convertita in comando motorio. Le intrinseche connessioni con le aree motorie secondarie e con le aree corticali che elaborano gli aspetti di progettazione del movimento rende i nuclei della base i responsabili della corretta iniziazione del movimento. Infatti, oltre a ricevere afferenze dalla corteccia motoria primaria e dalle aree motorie di ordine superiore, su di essi arrivano anche afferenze dalle aree prefrontali, responsabili della strategia del programma motorio da realizzare. Altre afferenze provengono dai nuclei del talamo a proiezione diffusa[22]. Le connessioni efferenti ritornano sui nuclei del talamo a proiezione diffusa, chiudendo quindi un ampio circuito neuronale che possiamo definire "cortico-basale-talamo-corticale". Alla base di questo circuito ci sono due vie, una *diretta* e una *indiretta*. La prima, regola l'attivazione del movimento attraverso un meccanismo di doppia inibizione, la seconda, per il tramite di un meccanismo di tripla inibizione. Questi circuiti lavorano in parallelo e sono modulati da mini circuiti all'interno dei nuclei stessi [25]. Ogni nucleo è quasi sempre collegato con gli altri, un'organizzazione interna che ci fa intuire quanto possa essere complicata la loro neurochimica. Pensate che quasi tutti i neurotrasmettitori conosciuti sono utilizzati da queste strutture. Ciò li ha resi bersaglio di moltissimi studi farmacologici per dimostrare l'azione agonista o antagonista di determinati farmaci o sostanze chimiche.

Per svolgere il loro compito, i neuroni all'interno dei nuclei della base devono entrare in funzione *prima* che il movimento sia eseguito. È stato infatti dimostrato, attraverso metodi di registrazione, che i neuroni basali scaricano prima di quelli della corteccia motoria primaria, cioè precedentemente la spedizione del comando motorio. L'ipotesi più probabile è che essi ricevano una copia dell'intenzione del movimento da parte delle aree prefrontali. Però, ricordiamoci, che la loro attivazione è sempre *successiva* a quella dei neuroni corticali che decidono il tipo di strategia motoria utilizzare.

---

[21] Spesso *i nuclei della base* sono denominati "gangli della base". Tuttavia, la dizione di *nucleo* è più precisa. Infatti i gruppi di neuroni che svolgono la stessa funzione all'interno del SNC sono "nuclei", mentre si chiamano "gangli" se si trovano nel SNP.

[22] Il talamo è una struttura complessa (vedi Appendice 3) che comprende un vasto agglomerato di nuclei, alcuni dei quali proiettano in maniera diffusa alla corteccia cerebrale, altri in maniera specifica ad alcune aree corticali. Per esempio, il nucleo talamico *genicolato laterale*, tappa obbligata della via visiva centrale, è un nucleo a proiezione specifica perché è connesso esclusivamente con la corteccia visiva primaria. I *nuclei intralaminari*, invece, sono a proiezione diffusa [24].

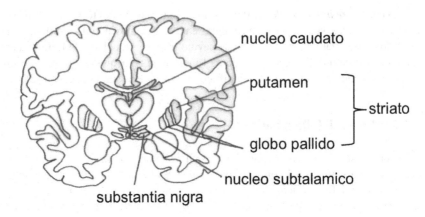

nucleo caudato

putamen ⎤

⎫ striato

globo pallido ⎦

nucleo subtalamico

substantia nigra

Fig. 4.5 I nuclei della base

Dalla Figura 4.5 possiamo osservare la loro collocazione anatomica all'interno degli emisferi cerebrali ed evidenziare il *nucleo striato* (composto dal *nucleo caudato* e dal *putamen*), il *globo pallido* (chiamato così perché resiste alle colorazioni istochimiche), il *nucleo subtalamico* e la *substantia nigra* che inizia nel mesencefalo e si chiama così perché è ricca di dopamina che le fa assumere un colore più scuro.

I processi patologici che li interessano determinano l'insorgenza di diverse anomalie motorie come movimenti involontari patologici, disturbi della postura e tremore. Quest'ultimo è diverso da quello cerebellare[23] e si presenta quando il paziente è fermo ma pensa di muoversi. È un deficit di avvio del movimento, definito anche *inerzia motoria*. In genere, a questo si associa una diminuzione del movimento e una riduzione della gamma motoria, compresa anche quella facciale. Non è raro osservare un paziente con lesione ai nuclei della base senza espressività, nonostante provi emozioni [25].

A seconda della lesione, i deficit conseguenti sono caratteristici. Per esempio, degenerazioni dei nuclei della substantia nigra, che è un importante centro tonogrono (cioè mantiene il tono muscolare e quindi anche la postura), determinano eccessiva rigidità muscolare che nei casi più gravi può raggiungere una contrattura. Le malattie dei nuclei della base sono illustrate nel Box 4.4.

Box 4.4 - Le malattie dei nuclei della base

Il *morbo di Parkinson* è il primo esempio di malattia cerebrale causato da un'alterazione neurochimica. I primi studi in questa direzione, condotti intorno agli anni '50, hanno infatti dimostrato che i cervelli di questi pazienti, analizzati *post mortem*, presentavano bassi livelli di norepinefrina, serotonina e soprattutto di dopamina, il neurotrasmettitore per lo più secreto dai neuroni della

---

[23] **Ricorda**: il tremore cerebellare è *intenzionale* e si verifica durante l'intera esecuzione del movimento. Quando il paziente è fermo, il tremore non c'è.

substantia nigra. Quest'alterazione neurotrasmettitoriale ha spinto altri studiosi a ricercare il "neurotrasmettitore mancante" nelle altre patologie cerebrali. Per esempio, è stata dimostrata una degenerazione del sistema colinergico
associata alla malattia di Alzheimer [26, 27]. I pazienti affetti dal morbo di
Parkinson, oltre al tremore a riposo e alla rigidità muscolare, hanno molta difficoltà a iniziare un movimento, presentano *acinesia* (riduzione dei movimenti spontanei) e *bradicinesia* (lentezza nell'esecuzione del movimento). Oggi
la terapia più diffusa è la somministrazione di farmaci precursori della dopamina, come L-dopa. Recentemente, alcuni ricercatori sono riusciti a selezio-
nare alcuni geni coinvolti in questa malattia [28, 29], altri studiosi invece stanno
valutando alcuni fenomeni neurochimici che sembrano agire come meccanismi compensatori sulla degenerazione dopaminergica [30]. Inoltre, diversi risultati sperimentali depongono a favore di una sostanza neurotrofica, chiamata
MANF, prodotta dalle cellule gliali del mesencefalo che sembrerebbe bloc-
care l'*apoptosi*[24] dei neuroni dopaminergici e potrebbe in futuro rivelarsi la
terapia risolutiva contro il Parkinson [31].
Il *morbo di Huntington* è provocato dalla degenerazione dei neuroni del nucleo caudato e di altri distretti cerebrali. È una malattia ereditaria alla cui base c'è un eccesso di una proteina, l'*huntingtina*, le cui proprietà sono ancora
poco note, che si accumula nei neuroni fino a distruggerli. I sintomi sono generalmente opposti a quelli presenti nella malattia di Parkinson. In questi pazienti, infatti, sono frequenti movimenti involontari del tronco e delle estremità
simili a una danza. Per questo motivo, la malattia di Huntington viene anche
chiamata *corea* che in greco significa danza. Non esistono cure farmacologiche specifiche ed efficaci perché l'anomalia genetica agisce su diversi livelli. Nonostante ciò, si stanno valutando alcuni percorsi terapeutici come per
esempio la somministrazione di una sostanza, la pridopidina, che sembra sia
in grado di migliorare i sintomi patologici della malattia [32].
Un'altra patologia dei nuclei della base è il *ballismo*, dovuta a una lesione del
nucleo subtalamico, generalmente unilaterale (infatti il termine corretto è
emiballismo). In questi pazienti sono presenti movimenti involontari simili alla corea limitati però al lato del corpo controlaterale alla lesione.
Anche alcuni *tic motori* sono espressione di una disfunzione basale. La *sindrome di Gilles de la Tourette* è un disordine neurologico a esordio nell'in-
fanzia, caratterizzato appunto dalla presenza di tic motori e fonatori.

---

[24] **Ricorda:** l'*apoptosi* è un processo selettivo di morte cellulare geneticamente programmato e
interrotto solo dai fattori trofici. È importante non confondere questo termine con quello di *necro-
si*, un altro processo di degenerazione neuronale dovuta però a un danno cellulare.

Bibliografia

1. Ghez C (2003) Il controllo del movimento. In: Kandel ER, Schwartz JH, Jessel TM (eds) Perri V, Spidalieri G (ed italiana) Principi di neuroscienze. Casa Editrice Ambrosiana, Milano
2. Role LW, Kelly JP (2003) Il tronco dell'encefalo: i nuclei dei nervi cranici e i sistemi monoaminergici. In: Kandel ER, Schwartz JH, Jessel TM (eds) Perri V, Spidalieri G (ed italiana) Principi di neuroscienze. Casa Editrice Ambrosiana, Milano
3. Rizzolatti G, Luppino G, Matelli M (1998) The organization of the cortical motor system: new concepts. Electroencephalogr Clin Neurophysiol 106:283–296
4. Purves D, Brannon EM, Cabeza R et al (2009) I sistemi motori e il controllo motorio. In: Purves D, Brannon EM, Cabeza R et al (eds) Zani A (ed italiana) Neuroscienze cognitive. Zanichelli, Bologna
5. Gordon J (2003) Meccanismi spinali della coordinazione motoria. In: Kandel ER, Schwartz JH, Jessel TM (eds) Perri V, Spidalieri G (ed italiana) Principi di neuroscienze. Casa Editrice Ambrosiana, Milano
6. Tassinari G (1999) Le basi fisiologiche della percezione e del movimento. In: Umiltà C (ed) Manuale di neuroscienze. Il Mulino, Bologna
7. Freberg L (2007) Psicologia biologica. Zanichelli, Bologna
8. Ghez C (2003) La postura. In: Kandel ER, Schwartz JH, Jessel TM (eds) Perri V, Spidalieri G (ed italiana) Principi di neuroscienze. Casa Editrice Ambrosiana, Milano
9. Evarts EV (1966) Pyramidal tract activity associated with a conditionated hand movement in the monkey. J Neurophysiol 29:1011–1027
10. Evarts EV (1968) Reletion on pyramidal tract activity to force exerted during voluntary-movement. J Neurophysiol 31:14–27
11. Ghez C (2003) Il movimento volontario. In: Kandel ER, Schwartz JH, Jessel TM (eds) Perri V, Spidalieri G (ed italiana) Principi di neuroscienze. Casa Editrice Ambrosiana, Milano
12. Georgopoulos AP, Kalaska JF, Caminiti R, Massey JT (1982) On the relations between the direction of two-dimensional arm movements and cell discharge in primate motor cortex. J Neurosci 2:1527–1537
13. Georgopoulos AP, Caminiti R, Kalaska JF, Massey JT (1983) Spatial coding of movement: a hypothesis concerning the coding of movement direction by motor control populations. Exp Brain Res Suppl 7:327–336
14. McIlwain JT (1991) Distributed spatial coding in the superior colliculus: a review. Vis Neurosci 6:3–13
15. Ghez C (2003) Il cervelletto. In: Kandel ER, Schwartz JH, Jessel TM (eds) Perri V, Spidalieri G (ed italiana) Principi di neuroscienze. Casa Editrice Ambrosiana, Milano
16. Schmahmann JD (1991) An emerging concept. The cerebellar contribution to higher function. Arch Neurol 48:1178–1187
17. Hoshi E, Tremblay L, Féger J et al (2005) The cerebellum communicates with the basal ganglia. Nat Neurosci 8:1491–1493
18. Coffman KA, Dum RP, Strick PL (2011) Cerebellar vermis is a target of projections from the motor areas in the cerebral cortex. Proc Natl Acad Sci USA 108:16068–16073
19. De Bartolo P, Gelfo F, Burello L et al (2011) Plastic changes in striatal fast-spiking interneurons following hemicerebellectomy and environmental enrichment. Cerebellum 10:624–632
20. Centonze D, Rossi S, De Bartolo P et al (2008) Adaptations of glutamatergic synapses in the striatum contribute to recovery from cerebellar damage. Eur J Neurosci 27:2188–2196
21. Ito M (2011) The cerebellum: Brain for an implicit self. Pearson Education, New Jersey
22. Tedesco AM, Chiricozzi FR, Clausi S et al (2011) The cerebellar cognitive profile. Brain 134:3672–3686
23. Molinari M, Chiricozzi FR, Clausi S et al (2008) Cerebellum and detection of sequences, from perception to cognition. Cerebellum 7:611–615
24. Kelly JP (2003) Le basi nervose della percezione e del movimento. In: Kandel ER, Schwartz JH, Jessel TM (eds) Perri V, Spidalieri G (ed italiana) Principi di neuroscienze. Casa Editrice Ambrosiana, Milano

25. Cotè L, Crutcher MD (2003) I nuclei della base. In: Kandel ER, Schwartz JH, Jessel TM (eds) Perri V, Spidalieri G (ed italiana) Principi di neuroscienze. Casa Editrice Ambrosiana, Milano

26. Bartus RT (2000) On neurodegenerative diseases, models and treatment strategies: lessons learned and lessons forgotten a generation following the cholinergic hypothesis. Exp Neurol 163:495–529

27. De Bartolo P, Gelfo F, Mandolesi L et al (2009) Effects of chronic donepezil treatment and cholinergic deafferentation on parietal pyramidal neuron morphology. J Alzheimers Dis 17:177–191

28. Vilariño-Güell C, Wider C, Ross OA et al (2011) VPS35 mutations in Parkinson disease. Am J Hum Genet 89:162–167

29. Zimprich A, Benet-Pagès A, Struhal W (2011) A mutation in VPS35, encoding a subunit of the retromer complex, causes late-onset Parkinson disease. Am J Hum Genet 89:168–175

30. Isaias IU, Marotta G, Pezzoli G et al (2011) Enhanced catecholamine transporter binding in the locus coeruleus of patients with early Parkinson disease. BMC Neurol 11:88

31. Airavaara M, Harvey BK, Voutilainen MH et al (2011) CDNF protects the nigrostriatal dopamine system and promotes recovery after MPTP treatment in mice. Cell Transplant [Epub ahead of print]

32. Esmaeilzadeh M, Kullingsjö J, Ullman H et al (2011) Regional cerebral glucose metabolism after pridopidine (ACR16) treatment in patients with Huntington disease. Clin Neuropharmacol 34:95–100

Voler fare: quando l'azione diventa cognizione

5

Nel 1980 Reinhold Messner scalò l'Everest in solitaria senza l'ausilio di ossigeno compiendo un'impresa storica. Il noto alpinista aveva ben pianificato il da farsi in condizioni estreme. Si era preparato, allenandosi sia mentalmente sia fisicamente. Una volta partito, era a conoscenza delle conseguenze di ogni suo passo, di ogni sua azione. Camminare dieci passi e fermarsi, oppure farne venti, per Messner, aveva un preciso significato.

Più consono alla nostra realtà, è vedere comodamente in poltrona la televisione. Vogliamo cambiare programma ma ci accorgiamo che il telecomando è su un mobile vicino. Possiamo scegliere: ci allunghiamo fino a raggiungerlo, ci alziamo o continuiamo la visione del film che non ci piace. Una situazione questa che, anche se poco sportiva e povera di attività motoria, attiva una serie di circuitazioni neuronali che sono sotto il dominio del *sistema cognitivo-motorio*, esattamente le stesse che si sono attivate nel cervello di Messner di fronte alla decisione di quanti passi fare.

In questo capitolo analizzeremo ciò che avviene nel nostro cervello prima dell'esecuzione del movimento e che traduce l'attività motoria in *atti motori* e *azioni*. Abbiamo precedentemente definito l'atto motorio come il risultato di più movimenti, eseguiti sinergicamente e in maniera fluida, che coinvolgono più articolazioni e che sono caratterizzati da uno scopo, mentre l'azione come una sequenza programmata di atti motori contraddistinta da uno scopo generale (vedi Capitolo 2). Raggiungere la vetta himalayana, per Messner, rappresentava l'obiettivo (l'azione) di una grande impresa, la sequenza dei passi e delle pause (atti motori), l'applicazione di una strategia ragionata in precedenza. Anche il telecomando del precedente esempio, rappresenta un bersaglio di tutto rispetto e il come raggiungerlo, se distante, l'applicazione di una strategia motoria, sicuramente meno pianificata e di più basso livello, ma comunque efficace e risolutiva. Quando agiamo è perché sappiamo *cosa* raggiungere e, il più delle volte, anche il *come* farlo. Decidiamo la strategia motoria in base alle circostanze, cioè in relazione a dove siamo rispetto al bersaglio, allo stato del nostro organismo, agli eventi esterni. Aver scelto di camminare dieci passi invece di venti, per Messner, poteva avere significato che era stanco, che c'era troppo vento o che il campo base era ancora distante. Similmente, allungarsi per afferrare il telecomando, può voler dire che il mobile è vicino o che ci sentiamo un po' stanchi per alzarci.

Infine, quando si pianifica e si decide un'azione, come può essere la scalata di una vetta o il semplice raggiungimento di un oggetto, bisogna essere mossi da una considerevole motivazione, altro fattore di cui il sistema motorio deve tenere conto prima di pianificare una strategia motoria. La motivazione è, inoltre, anche importante durante la messa in atto del comportamento motorio che non sempre è di facile esecuzione e può necessitare di costanza e di un consistente sforzo muscolare.

Poiché alla base di ogni nostro comportamento, sia esso semplice o complesso, ci sono sempre almeno due neuroni che comunicano tra di loro, quanto detto sopra si traduce in una complessa rete di attivazione neuronale che abbraccia quasi tutta, per non dire tutta, la corteccia cerebrale chiamando in gioco anche altre strutture sottocorticali. In termini astratti, tutto ciò significa che il sistema motorio non è deputato esclusivamente all'esecuzione di un movimento, ma *progetta, decide,* sceglie e, se vuole e se gli va, *applica.* Queste funzioni, altamente cognitive, sono solo alcune di quelle svolte dal sistema motorio, ma sufficientemente importanti da renderlo anche un *sistema cognitivo.* È intuibile che le circuitazioni neuronali che rendono ciò possibile non si trovano solo segregate nelle classiche aree motorie del lobo frontale.

5.1 La pianificazione motoria

La pianificazione del movimento è un processo cognitivo-motorio altamente importante che rende possibile l'esecuzione di un atto motorio (che è appunto il risultato di più movimenti) e, se condotta bene, la realizzazione di un'azione (la sequenza programmata di atti motori per raggiungere uno scopo generale).

Tale processo precede sempre il comando motorio, per cui l'informazione, prima di essere veicolata nel fascio cortico-spinale (o nelle altre vie motorie terminanti sempre sul motoneurone), deve essere elaborata altrove.

Numerosi studi condotti con approcci diversi hanno dimostrato che l'*area motoria supplementare* (*supplementary motor area,* SMA) svolge un ruolo fondamentale nella pianificazione di sequenze complesse di movimenti [1]. Questa porzione corticale che, come abbiamo visto nel Capitolo 4, fa parte dell'area 6, si trova nel lobo frontale adiacente alla corteccia motoria primaria (Fig. 5.1). Negli anni '70 già si

Fig. 5.1 Le aree corticali cognitivo-motorie.
Le *linee tratteggiate* indicano la suddivisione dei lobi.
SMA, area motoria supplementare; *PMA*, area premotoria; *SPL*, lobulo parietale superiore; *IPL*, lobulo parietale inferiore

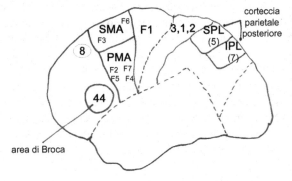

Fig. 5.2 L'attivazione della SMA. Nella figura è illustrato l'esperimento di Per Roland descritto nel testo. *SMA*, area motoria supplementare. *Modificata da [10]*

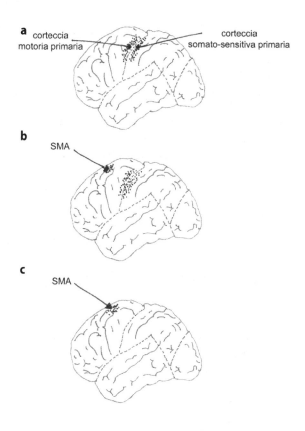

sapeva che la stimolazione di questa zona, resa possibile grazie all'ausilio di stimolatori elettrici o magnetici, determinava un'attivazione neuronale ben 800 millisecondi prima dell'inizio di movimenti complessi (per esempio la chiusura e apertura della mano che comporta l'attivazione di diversi gruppi muscolari). La stimolazione della corteccia motoria primaria, invece, provocava il movimento con una latenza di gran lunga inferiore, meno di 100 millisecondi, il tempo necessario affinché il comando motorio (pianificato) parta dalla via cortico-spinale e arrivi sui muscoli [1, 2]. Poco più tardi, il neuroscienziato svedese Per Roland, a cui è stato conferito il titolo di Professore emerito nel 1988 per i suoi contributi significativi condotti con la PET (vedi Capitolo 1, Paragrafo 1.3.3), insieme con i suoi collaboratori, confermò il ruolo della SMA nella pianificazione del movimento [3]. Attraverso la valutazione dell'attività metabolica cerebrale durante compiti motori di diversa complessità, Roland ha osservato che, se il soggetto premeva un dito contro una molla, si verificava una significativa concentrazione di flusso ematico cerebrale nelle porzioni rappresentanti la mano della corteccia motoria primaria e somato-sensitiva primaria (Fig. 5.2 a). Se il soggetto eseguiva una complessa sequenza di movimenti delle dita, l'aumento interessava anche la SMA (Fig. 5.2 b). Ma, ed è questo il risultato all'epoca rivoluzionario, se il compito del soggetto era solo di ripetere mentalmente la sequenza appresa, la SMA era l'unica area a essere attiva (Fig. 5.2 c).

Un ulteriore supporto del ruolo di questa porzione corticale dell'area 6, proviene anche dalla ricerca sperimentale. Lo studio più classico è quello della psicobiologa olandese Cobie Brinkman. La ricercatrice, che ora insegna all'Università Nazionale Australiana, lavorando su un campione di scimmie, ha dimostrato che una lesione unilaterale della SMA provoca significativi deficit di coordinazione bimanuale [4]. Gli animali dovevano eseguire due compiti motori complessi. Nel primo, afferrare una nocciolina all'interno di un contenitore e, nel secondo compito, un pezzettino di cibo infilato dentro un foro. Per afferrare la nocciolina, le scimmie muovevano mani e dita in maniera anomala, esibendo un deficit simile all'*aprassia*[1]. Però avevano una difficoltà maggiore nella seconda condizione, in cui la

---

Box 5.1 - Meccanismi di coordinazione degli atteggiamenti posturali
La SMA riveste un importante ruolo anche in un altro aspetto connesso alla progettazione motoria e cioè nella coordinazione della postura o, meglio, degli atteggiamenti posturali (infatti quando progettiamo una sequenza di movimenti dobbiamo anche preparare il nostro corpo – i nostri muscoli – a eseguirli). A questa conclusione è arrivato il neurologo francese Jean Massion che insieme con i suoi collaboratori valutò la risposta motoria di alcuni pazienti con lesione unilaterale della SMA durante la rimozione di un peso dalla mano [5]. I pazienti erano seduti con le braccia flesse e, a una, vi era attaccato il peso. La richiesta del compito era quella di rimanere immobili durante la rimozione del carico che poteva avvenire dal paziente stesso (rimuovendo il peso con la mano scarica, una sorta di rimozione attiva in cui il soggetto sapeva precisamente quando avrebbe tolto il peso) o dallo sperimentatore (una rimozione passiva in cui il soggetto immaginava quando gli sarebbe stato tolto il peso). Se un individuo senza lesione della SMA esegue questo compito ha atteggiamenti posturali diversi a seconda delle due condizioni. Quando la rimozione è attiva, il soggetto rimane immobile perché riesce a coordinare i meccanismi di contrazione muscolare inibendo i motoneuroni che innervano il bicipite, per cui il muscolo non si contrae e non risente della rimozione. Quan-

---

[1] Nell'uomo, l'*aprassia* è un disturbo neuropsicologico del movimento volontario che riguarda l'incapacità di compiere movimenti coordinati e diretti a un fine, nonostante l'apparato muscoloscheletrico funzioni correttamente. I movimenti semplici vengono, invece, conservati. In base al tipo di lesione, possono distinguersi diverse forme cliniche tra cui, per esempio, l'*aprassia ideativa* (il paziente non è in grado di rappresentarsi una sequenza di movimenti da compiere; la lesione comprende i circuiti parieto-frontali di sinistra) o l'*aprassia costruttiva* (il paziente non riesce a ricopiare un disegno; la lesione può essere bilaterale, ma se riguarda le circuitazioni dell'emisfero sinistro, il paziente tende a semplificare il disegno copiato rimpicciolendolo o togliendogli particolari anche rilevanti, se, invece, riguarda quelle dell'emisfero destro, si osserva una grave disorganizzazione spaziale della figura con omissione dei particolari nella parte sinistra del foglio. L'aprassia costruttiva destra è un sintomo rilevante della sindrome di neglect, vedi nota 15 del Capitolo 1). Invece, in base al sistema di effettore colpito, si possono evidenziare almeno due forme cliniche, l'*aprassia degli arti* e quella *bucco-facciale*.

do la rimozione è passiva, il soggetto tende a sollevare il braccio contraendo il bicipite. I suoi meccanismi di coordinazione motoria non hanno funzionato. I pazienti con lesione della SMA (per semplicità immaginiamo che avessero una lesione unilaterale destra) valutati da Massion, tendevano sempre a sollevare il braccio quando il peso veniva posto sulla mano sinistra (controlateralmente al lato lesionato). Invece, riuscivano a controllare il loro atteggiamento posturale se si toglievano da soli il carico dalla mano destra (lato ipsilaterale alla lesione) [5][2].

richiesta di scelta della strategia motoria da applicare (l'unica corretta era quella di infilare un dito nel buco con una mano e mettere l'altra sotto il foro per evitare di far cadere il pezzettino di cibo) era prerogativa dell'adeguata esecuzione dell'atto motorio.

5.2   Pronti, partenza, via!

Vi è mai capitato di giocare a rubabandiera? Nel momento in cui il portabandiera pronuncia la frase "...chiamo, chiamo il numero...", ebbene, ancora prima di verbalizzare il numero, nel nostro cervello si attivano specifici neuroni dell'area 6 e, finché il numero non verrà chiamato, continueranno a scaricare. Questi neuroni sono stati registrati nell'*area premotoria* (*premotor area*, PMA) adiacente alla SMA (Fig. 5.1). Il loro ruolo funzionale è stato ipotizzato alla fine degli anni '70 da un neuroscienziato olandese, Henricus Kuypers[3] (1925-1989) che, in base alle conoscenze dell'epoca, riguardanti le connessioni della PMA con la corteccia parietale posteriore (connessioni afferenti), con i nuclei del tronco dell'encefalo da cui originano i sistemi discendenti mediali (soprattutto il tratto reticolo-spinale) (connessioni efferenti) e con le porzioni del midollo spinale controllanti l'equilibrio e la postura (connessioni efferenti), suggerì che quest'area motoria svolgesse un ruolo chiave nel controllo dei muscoli prossimali e assiali e nelle fasi iniziali di orientamento del corpo verso un oggetto [7]. La conferma sperimentale venne qualche anno dopo, quando due prestigiosi neuroscienziati americani, Michael Weinrich e Steven Wise idearono un esperimento simile al nostro rubabandiera [8]. Addestrarono due scimmie, della specie macaco mulatta, a spingere con il dito un bottoncino al comparire di uno

---

[2] **Ricorda**: una caratteristica del SNC è quella che, in genere, ogni emisfero controlla ed elabora le informazioni provenienti dalla parte controlaterale del corpo e dello spazio. Questa proprietà funzionale ha precisi correlati anatomici, ossia vie motorie e sensoriali che, anche se a livelli diversi, si incrociano o decussano.

[3] Henricus Kuypers è stato il primo a dimostrare l'esistenza di connessioni cortico-bulbari nella scimmia e nel gatto nonché a sottolineare che "si cammina con il tronco", un'espressione che usava come motto durante le sue celebri presentazioni [6].

stimolo luminoso che fungeva da bersaglio[4]. Per fare ciò, gli animali erano facilitati da un altro stimolo luminoso che compariva un attimo prima dello stimolo bersaglio e serviva ad allertarli. La scimmia era posta davanti a una tastiera, *pronta* a eseguire il compito. Lo stimolo luminoso che compariva per avvertirla dell'imminente arrivo dello stimolo bersaglio aveva funzione simile a "...*chiamo, chiamo il numero*...". Lo stimolo bersaglio, proprio come il numero chiamato, faceva scattare l'esecuzione motoria (spingere il bottoncino, *correre per afferrare la bandiera*). Durante questo compito, venivano registrati i comportamenti dei neuroni della PMA. I ricercatori osservarono che molti di questi neuroni aumentavano la loro frequenza di scarica tra la comparsa dello stimolo avvisatore e di quello bersaglio. Li soprannominarono neuroni *set-related*, in quanto la loro attività era correlata con ciò che l'animale si stava preparando a fare, suggerendo che la PMA fosse implicata nei processi di preparazione motoria [9, 10].

5.3   L'area 6 di Brodmann: il puzzle motorio

L'area 4 (corteccia motoria primaria o F1) e l'area 6 (SMA e PMA) di Brodmann sono caratterizzate da una mancanza del IV strato corticale e per questo denominate insieme come *corteccia agranulare*[5]. Oggi, grazie a recenti studi sperimentali eseguiti con le più moderne tecniche di istochimica (vedi Capitolo 1), riusciamo a distinguere tra l'area 4 e 6 della scimmia, un mosaico composto da ben 7 aree, ciascuna identificata con la lettera F, seguita da un numero arabo progressivo [11, 12]. Ognuna ha specifiche connessioni con altre porzioni sia corticali sia non, e riveste, così, un preciso ruolo funzionale all'interno del sistema cognitivo-motorio. Secondo tale suddivisione, F1, come abbiamo già sottolineato, corrisponderebbe alla corteccia motoria primaria, mentre le altre aree, da F2 a F7, all'area 6, ossia alla SMA e PMA. La SMA, che giace sulla superficie interna, o mediale, del lobo frontale, è stata distinta in due porzioni, F3 ed F6. La PMA invece, essendo più ampia, ha una suddivisione più articolata. La porzione dorsale comprende F2 ed F7, quella ventrale F4 ed F5 (Fig. 5.1, Schema 5.1).

Per capire le funzioni dell'area 6 nel sistema cognitivo-motorio e in un certo senso "giustificarne" la sua complessità, non solo è necessario comprendere quale di queste aree ha connessioni con F1 e quale proietta direttamente ai sistemi discendenti[6] o ad altre strutture cerebrali, ma è bene conoscere le connessioni con corteccie considerate per molto tempo, "non motorie". Infatti, è proprio in queste ultime "relazioni anatomiche" che va ricercata la chiave di lettura che ci svela come il sistema motorio sia anche un complesso sistema cognitivo.

---

[4] Per scopi didattici, la spiegazione dell'esperimento viene riportata in maniera semplificata.
[5] **Ricorda**: il IV strato è lo strato dove arrivano le afferenze sensoriali dal talamo ed è popolato dalle cellule dei granuli.
[6] **Ricorda**: Un terzo delle fibre del fascio cortico-spinale ha origine dall'area 6.

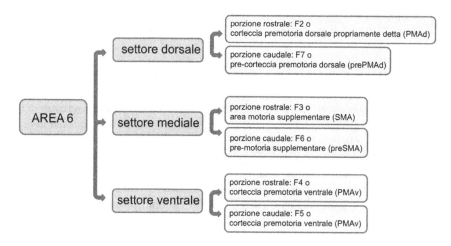

Schema 5.1 Composizione dell'area 6

5.4 Le connessioni estrinseche dell'area 6

Con il termine di "connessione estrinseca" si intende una via anatomo-funzionale che connette aree diverse, anatomicamente distanti. Viceversa, una "connessione intrinseca" collega porzioni diverse della stessa area, quindi anatomicamente vicine. Analizzando le connessioni dell'area 6, sono intrinseche quelle tra le varie parti dell'area 6 ed estrinseche quelle che connettono queste porzioni alle altre aree corticali.

In una bellissima review[7] del 2001, Giacomo Rizzolatti (vedi nota 10 del Capitolo 1) e Giuseppe Luppino, tenendo conto di queste connessioni estrinseche, tra l'altro ben documentate [13], hanno suggerito l'esistenza di due sistemi di elaborazione dell'informazione motoria, un *sistema parieto-dipendente* e uno *prefronto-dipendente*. In particolare, le aree F2, F3, F4 ed F5, ricevendo cospicue afferenze dalla corteccia parietale posteriore, farebbero parte del primo sistema, mentre le aree F6 ed F7, connesse con la corteccia prefrontale, del secondo [14]. Da un punto di vista funzionale, il sistema parieto-dipendente permetterebbe la trasformazione delle informazioni sensoriali in programmi motori per il controllo di specifiche azioni (ricordiamoci che per muoverci in un ambiente dobbiamo tenere conto di come esso sia fatto, per esempio, di quali e di quanti elementi sia costituito e di come siamo posti in relazione a essi), la rappresentazione motoria dell'azione [15], nonché la comprensione di comportamenti e atteggiamenti altrui [16]. Queste ultime due funzioni verranno discusse nei prossimi capitoli. Il sistema prefronto-dipendente, invece, sarebbe implicato nei processi decisionali per avviare l'azione [14, 17].

---

[7] Una *review* è una pubblicazione scientifica su una rivista internazionale che fa una revisione dei dati della letteratura su un preciso tema.

A questo punto, è indispensabile conoscere più da vicino il lobo parietale sede della corteccia parietale posteriore e il lobo frontale in cui c'è la corteccia prefrontale.

5.4.1 Il lobo parietale e la corteccia parietale posteriore

Il lobo parietale (o corteccia parietale) è diviso dal lobo frontale dalla *scissura di Rolando* o *solco centrale*, dal lobo temporale, dalla *scissura di Silvio* o *solco laterale* e dal lobo occipitale dal *solco parieto-occipitale* (vedi Fig. 4.3). È stato, ed è, un mirato bersaglio dei più autorevoli neuropsicologi. Le documentate evidenze cliniche ce ne suggeriscono la complessità. Basti pensare che lesioni selettive di questo lobo comportano determinati deficit a seconda del lato, destro o sinistro, della lesione. Una lesione parietale posteriore destra determina, per esempio, disturbi della memoria topografica, anosognosia[8] e la sindrome di *emineglegenza unilaterale* o *neglect*[9]. Oltre alla corteccia somato-sensitiva primaria, localizzata nel giro post-centrale, il lobo parietale comprende una vasta area denominata *corteccia parietale posteriore*. Solo per fini didattici (vedi Box 5.2), possiamo affermare che quest'area *associa* tutte le informazioni sensoriali e motorie elaborate in altre parti del cervello, direziona l'attenzione, tenendo anche conto dello stato motivazionale ed emozionale che abbiamo in un dato momento e ci rende pronti all'azione. La relazione funzionale tra la corteccia parietale posteriore e le aree motorie si traduce anche in termini anatomici. Infatti, esiste una serie di circuiti neuronali che connettono quest'area parietale con quelle corticali motorie. Per dirla con le parole di Giacomo Rizzolatti e Corrado Sinigaglia "...se vale la definizione per cui sono motori quei neuroni la cui attività è collegata a un movimento, ciò vuol dire che la corteccia parietale posteriore debba essere considerata parte del sistema motorio" [17]. Un esempio di neuroni parietali "motori" proviene dal Dipartimento di Psicologia dell'Università di Parma, dove Giacomo Rizzolatti, insieme con altri collaboratori, ha evidenziato, in determinati settori della corteccia parietale posteriore della scimmia (identificati in PFG, Schema 5.2), l'attivazione di alcuni neuroni durante la presa o, in gergo, "l'afferramento" di un oggetto [17, 18]. Già di per sé questo risultato è sorprendente, perché dimostra che ci sono neuroni connessi con il comportamento motorio fuori dalla corteccia motoria. Inoltre, questi neuroni si attivavano in misura maggiore (aumentando cioè la loro frequenza di scarica) se, per esempio, l'animale afferrava del cibo (e quindi l'atto motorio rientrava nella categoria di azioni del mangiare) piuttosto che un oggetto (quindi in un'altra categoria) [18]. Questi dati, nonostante siano solo un esempio del ruolo funzionale della corteccia parietale posteriore all'interno del sistema motorio, aprono una serie di riflessioni concettualmente importanti e determinanti per comprendere come viene codificato un semplice atto motorio. Fino a qualche anno fa, osservando il comportamento di una scimmia che alzava la zampa e afferrava un oggetto, eravamo soliti affermare "la scimmia alza la zampa e afferra

---

[8] Negazione del proprio deficit.
[9] Vedi nota 15 del Capitolo 1.

Box 5.2 - Dai correlati strutturali agli intrigati *neural networks*

Con l'avvento delle neuroscienze, numerosi studiosi hanno cercato di localizzare nelle diverse parti del cervello alcuni comportamenti dando vita a una concezione seriale e gerarchica di processamento dell'informazione. Un esempio di tale impostazione in voga fino a qualche anno fa potrebbe essere come il nostro SNC assista a una partita di calcio. Una volta che le informazioni visive raggiungono la corteccia visiva primaria, questa elabora che ci sono 22 linee che si muovono secondo un preciso orientamento. Tale messaggio viene spedito alla corteccia visiva secondaria che, dopo avere realizzato che le linee in questione sono calciatori, lo trasmette a una corteccia visiva di grado ancora superiore che è in grado di capire quale delle due squadre sta vincendo la partita. Secondo questo modo di vedere, descritto qui in modo assai semplice, ci sono tante aree corticali e strutture che elaborano informazioni diverse o la stessa informazione a livelli diversi e tutto verrebbe integrato in quelle che sono definite "aree associative". In realtà, se ci fermiamo alla prima stazione di elaborazione, possiamo anche accettare una così rigida gerarchia di processamento (ricordiamoci che il motoneurone rappresenta la via finale comune dove arrivano i comandi motori elaborati dai centri superiori e la via cortico-spinale è organizzata appunto in maniera gerarchica). Quello che sta cambiando, grazie anche ai significativi contributi degli studiosi delle basi neuronali dell'attività motoria, è come avviene il processamento dell'informazione ai livelli superiori. Infatti, fino a pochi anni fa la corteccia parietale posteriore e la corteccia prefrontale erano considerate associative, ossia estese porzioni corticali nelle quali le informazioni motorie, sensoriali, emozionali, motivazionali e attentive, sarebbero associate e utilizzate per modulare le risposte comportamentali, svolgendo così un ruolo altamente integrativo. Oggi, gli studi condotti sui primati, compreso l'uomo, hanno rivoluzionato tale impostazione e l'organizzazione del sistema motorio ne è la dimostrazione lampante. Vedremo infatti che le aree parietali posteriori e prefrontali interagiscono tra loro e con l'area 6 non in maniera seriale, come si è supposto per tanto tempo, ma di concerto, all'interno di un circuito più ampio in cui non esiste direzionalità gerarchica, ma solo un continuo scambio di informazioni. Ecco che, termini come vie anatomiche e cortecce associative lasciano spazio al nuovo concetto di "circuito neuronale" o, se preferite, *neural network.*

l'oggetto" perché non potevamo sapere se il sollevare la zampa fosse la conseguenza dello scopo dell'azione. Oggi siamo sempre più convinti che "la scimmia alza la zampa *per* afferrare un oggetto" perché nella corteccia parietale posteriore sono stati registrati neuroni che scaricano in base all'*intenzione dell'azione* e, in più, sono scopo-sensibili!

La corteccia parietale posteriore è, pertanto, un fertile terreno di studio per la comprensione dei meccanismi sottostanti l'azione. Nei primati, compreso l'uomo, è sta-

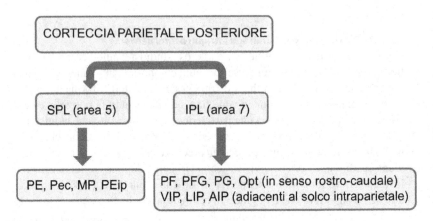

Schema 5.2 Le undici aree individuate che formano SPL e IPL

ta divisa in due porzioni, separate da un solco filogeneticamente molto antico (il *solco intraparietale*): l'*area 5*, identificata nel *lobulo parietale superiore* (*superior parietal lobule*, SPL), e l'*area 7*, corrispondente al *lobulo parietale inferiore* (*inferior parietal lobule*, IPL) (Fig. 5.1). Entrambi i lobuli sono caratterizzati da una complessità anatomica simile a quella dell'area 6. Infatti, sono formati da una molteplicità di aree indipendenti, ciascuna delle quali sembra essere deputata a elaborare determinati aspetti della trasformazione sensoriale-motoria nel controllo dell'azione. In altri termini, a integrare nello stesso processo i meccanismi sottostanti la percezione e l'azione.

Nello Schema 5.2 sono riportate le undici aree individuate che formano SPL e IPL [19-21].

5.4.2 Il lobo frontale e la corteccia prefrontale

A detta di Timoty Shallice, un neuropsicologo contemporaneo di fama mondiale, da sempre interessato alla comprensione dei processi di elaborazione esecutiva propri del lobo frontale, le funzioni di questo lobo "sembrano destinate a rimanere uno dei problemi neuropsicologici più intrattabili" [22].

Nei primati, compreso l'uomo, il lobo frontale riveste particolare importanza per lo svolgimento di molte funzioni cognitive, tra cui anche quelle correlate con i processi decisionali sottostanti l'azione. Come ci fa intendere Shallice, è un lobo funzionalmente e anatomicamente abbastanza complesso il cui correlato neuronale dipende moltissimo dall'esperienza del soggetto. Pensate solo che la maturazione cerebrale delle aree prefrontali avviene nell'uomo intorno ai vent'anni! Negli esseri umani rappresenta circa un terzo di tutto il cervello, suggerendo che è la corteccia filogeneticamente più nuova, sede dei più alti processi cognitivi che ci distinguono dagli altri esseri viventi.

Posizionato rostralmente al lobo parietale da cui è diviso dalla *scissura di Rolando* o *solco centrale*, il lobo frontale consta di varie aree motorie e non, tutte però interconnesse (vedi Fig. 4.3). Come sappiamo, la corteccia motoria primaria (F1) si trova nel giro precentrale e confina con l'area 6 (SMA e PMA o F2-F7). Ancora più avanti, si trova una zona responsabile del controllo dei movimenti oculari rapidi (detti *saccadi* o *movimenti saccadici*), chiamata anche *area 8* o *campi oculari frontali* (vedi Fig. 5.1). Quest'area è ampiamente connessa a una porzione laterale della corteccia parietale posteriore (LIP, vedi Schema 5.2), adiacente al solco intraparietale con cui forma il circuito implicato a controllare che il "bersaglio visivo" sia portato dalla periferia del campo visivo sulla parte centrale della retina in cui è massima l'acuità visiva (ossia sulla fovea). All'interno del lobo frontale si trova anche una corteccia filogeneticamente più antica, il *giro del cingolo*, appartenente al sistema limbico, coinvolta negli aspetti motivazionali e affettivi che modulano i processi alla base dell'intenzione dell'azione. Più rostralmente troviamo un'ampia zona denominata *corteccia prefrontale*, molto articolata, in cui sono stati evidenziati due settori principali, uno dorsale e laterale, *corteccia prefrontale dorso-laterale*, implicato soprattutto nei processi mnesici a breve termine di tipo spaziale, e uno ventrale e mediale, *corteccia prefrontale ventro-mediale*, che media quelli di tipo non spaziale [23]. Recentemente è stato evidenziato anche un ruolo di controllo durante l'esecuzione di comportamenti complessi, da parte della corteccia prefrontale dorso-laterale, e un ruolo selezione, confronto e giudizio delle informazioni provenienti dall'ambiente esterno da parte della corteccia prefrontale ventro-mediale [24]. Nella corteccia prefrontale, inoltre, è stato evidenziato un importante centro funzionale per il linguaggio parlato, l'*area di Broca* che, nell'uomo, si trova nell'emisfero dominante (in genere il sinistro), ai piedi della terza circonvoluzione frontale (Fig. 5.1). Una sua lesione determina un deficit di produzione della parola che si chiama *afasia di Broca*. Nonostante quest'area sia caratteristica del cervello umano, sembra che una porzione corticale omologa sia stata identificata nella scimmia e corrisponderebbe alla porzione caudale della corteccia premotoria ventrale identificata, come già visto, in F5 [17]. Tale corrispondenza suggerisce, come approfondiremo più avanti, nuove interpretazioni sullo sviluppo del linguaggio e sulla relazione tra parola e azione.

La corteccia prefrontale svolge importantissime funzioni cognitive modulando costantemente i nostri pensieri, sentimenti e azioni, attraverso sofisticati processi attentivi e decisionali. Come accennato, infatti, sia una porzione della SMA (F6) sia una della PMA dorsale ricevono cospicue afferenze da questa corteccia (in realtà F6 ed F7 ricevono connessioni anche dal giro del cingolo) e appartengono al sistema definito *prefronto-dipendente*, che sembra essere sempre più implicato nei processi di pianificazione e decisione di una strategia motoria, in altri termini, deputato a decidere *quando* e *come* dare inizio all'esecuzione [14, 17].

5.5 Percezione e azione

Fino a qualche tempo fa si riteneva che la percezione precedesse l'azione. Se voglio mangiare una mela (azione), devo prima localizzare un oggetto rotondo rosso all'interno del portafrutta, riconoscere in esso la mela (processi percettivi che chiamano in causa anche concetti semantici di tipo mnesico) e poi afferrarla (atto motorio).

Fig. 5.3 I correlati anatomici della relazione percezione-azione. **a** È illustrato il classico modello di Leslie Ungerleider e Mortimer Mishkin; **b** un'ipotesi più recente suggerita da Giacomo Rizzolatti e collaboratori. *Modificata da [17], con autorizzazione*

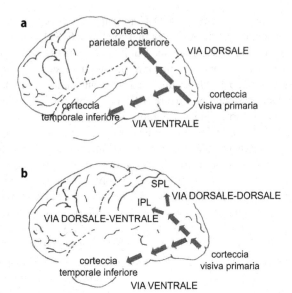

Leslie Ungerleider e Mortimer Mishkin, due importanti neuropsicologi americani, distintisi per la comprensione delle relazioni anatomo-funzionali soprattutto all'interno del sistema visivo, ritenevano che ci fossero due vie anatomiche ben distinte per la percezione delle caratteristiche degli oggetti e per la loro localizzazione nello spazio [25]. Alla prima via diedero il nome di *via del "cosa"* o via *infero-temporale* o, più semplicemente, *via ventrale* (Fig. 5.3 a). Si è visto che questo sistema origina dalla corteccia visiva primaria del lobo occipitale (anche detta V1 o area 17 di Brodmann) e arriva nella porzione inferiore del lobo temporale. Invece, la seconda via, sempre con partenza dalla corteccia visiva, per il suo ruolo di localizzazione degli oggetti (e persone, animali ecc.) nello spazio, fu soprannominata *via del "dove"* o *via dorsale*, e arriva alla corteccia parietale posteriore (Fig. 5.3). Ritornando al nostro esempio, secondo i due neuropsicologi, per compiere l'azione di mangiare la mela, dovrei attivare i due sistemi percettivi, quello del *cosa*, che riconosce la mela e quello del *dove*, che la localizza. Un'interpretazione più vicina a quelle che sono oggi le conoscenze sul sistema cognitivo-motorio, proviene da altri due illustri neuropsicologi contemporanei, Melvyn Goodale e David Milner che hanno identificato nella via ventrale, un sistema totalmente percettivo, mentre nella via dorsale, un sistema atto al controllo dell'azione [26]. Sono arrivati a concettualizzare tale teoria basandosi sull'osservazione di due loro pazienti, la signora DF (che aveva una lesione della via ventrale) e il signor RV (con lesione della via dorsale). DF aveva un deficit percettivo caratteristico noto come *agnosia visiva*, cioè era incapace di percepire le dimensioni, la forma e l'orientamento degli oggetti. Nonostante fallisse nel risolvere un compito percettivo di orientamento spaziale, era perfettamente in grado di eseguire un atto motorio di orientamento. Nello specifico, le veniva richiesto di disporre un tassello nello stesso orientamento di una fessura (compito percettivo che falliva) e successivamente di infilarcelo (compito motorio in cui non aveva difficoltà). Tale risultato dimostra che

Fig. 5.4 L'illusione percettiva di Ebbinghaus

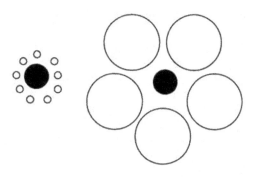

la via ventrale è determinante per l'analisi percettiva degli oggetti, mentre non è implicata nella messa in atto di un'azione. Al signor RV, invece, venne chiesto di riconoscere le caratteristiche fisiche di alcuni oggetti, un compito percettivo che risolveva correttamente (visto che la sua via ventrale era intatta) e di utilizzarle per prenderli, compito motorio in cui aveva serie difficoltà. Per esempio, se gli veniva presentato un oggetto quadrato, lo afferrava su di un angolo anziché sui lati[10]. Questo esperimento ha suggerito una serie di riflessioni e spunti di ricerca. Principalmente però ci dice che la differenza funzionale di queste due vie sta nell'uso che esse fanno dell'informazione visiva che, nel caso specifico della via dorsale, è traducibile in azione. Secondo questo modello, mangerei la mela attraverso l'attivazione della via ventrale che mi consentirebbe di percepirla e attraverso l'attivazione della via dorsale che mi permetterebbe di sapere *come* afferrarla. Il signor RV, che non poteva attivare nel suo cervello la via dorsale, non sapeva *come* prendere gli oggetti. Pertanto, Milner e Goodale hanno proposto una nuova nomenclatura della via dorsale, più consona a questo ruolo funzionale "di come attuare un'azione" e l'hanno chiamata *via del "come"*. Una conferma d'effetto di questo modello ci viene dall'illusione percettiva di Ebbinghaus (Fig. 5.4). In questa illusione dimensionale, i due cerchi neri sono della stessa grandezza ma il cerchio di sinistra appare più grande del cerchio di destra. Sempre Goodale insieme con altri due illustri neuroscienziati, Joseph DeSouza e Salvatore Aglioti, hanno dimostrato che la maggior parte delle persone non vengono ingannate dall'illusione di Ebbinghaus se giudicano la grandezza dei cerchi attraverso i movimenti della mano [27], dimostrando in questo modo che l'azione è in grado di modulare la percezione e suggerendo, quindi, un legame tra i due sistemi ventrale e dorsale.

Recentemente, è stato proposto anche un altro modello in cui la via dorsale del "come" viene ulteriormente suddivisa in via "dorsale-dorsale" e via "dorsale-ventrale" [17, 28-30]. La prima originerebbe dai neuroni dell'area visiva V5 e terminerebbe a livello del lobulo parietale superiore (SPL), la seconda, invece, nascerebbe dall'area visiva V6 e arriverebbe nel lobulo parietale inferiore (IPL) (Fig. 5.3 b). Ancora una dimostrazione della complessità dell'organizzazione delle nostre azioni.

---

[10] L'incapacità di utilizzare informazioni visive sugli oggetti per eseguire azioni su di essi, come prenderli e manipolarli, si chiama *atassia ottica*.

5.6   La codifica dello spazio

La scoperta di un sistema che ci dice come utilizzare in azione le informazioni percettive, ha portato molti studiosi ad analizzare con più attenzione la corteccia parietale posteriore, punto d'arrivo della via dorsale. Attraverso lo studio delle connessioni intrinseche ed estrinseche di questa complessa area corticale, sono stati messi in luce diversi circuiti neuronali sottostanti i meccanismi percettivi che consentono di muoverci nello spazio. Tra questi particolare attenzione è stata data al circuito F4-VIP[11] ritenuto coinvolto nei processi di organizzazione dell'azione nello spazio e nella codificazione dello *spazio vicino* o *spazio peripersonale*[12] [31, 32]. Tale ruolo funzionale dipende dalle proprietà dei neuroni delle due aree, F4 e VIP, evidenziate da una serie di esperimenti elettrofisiologici condotti su primati non umani realizzati in buona parte da Giacomo Rizzolatti e colleghi. In uno dei primi studi, si è osservato che i neuroni di F4, oltre ad aumentare la propria frequenza di scarica in relazione a specifici atti motori, erano sensibili a lievi stimolazioni della superficie corporea e a stimoli visivi, soprattutto in movimento e presentati nello spazio vicino all'animale [33, 34]. Questi neuroni presentavano la peculiare caratteristica di essere *bimodali*[13]. Quasi vent'anni dopo, un gruppo di ricercatori americani ha registrato, sempre in F4, neuroni *trimodali* in grado di rispondere a stimoli somato-sensitivi tattili, visivi e uditivi e anche questi ultimi dovevano essere presentati nello spazio peripersonale [35]. Dobbiamo sapere che un neurone sensoriale, indipendentemente dalla modalità a cui è sensibile, viene attivato da uno stimolo solo se questo viene presentato dentro il suo *campo recettivo*, che è la porzione di periferia la cui stimolazione modula la frequenza di scarica di un neurone all'interno del SNC. I neuroni registrati sperimentalmente nell'area F4 di scimmia, avevano campi recettivi tattili di varie forme e ampiezze fino a un massimo di circa 50 cm ed erano localizzati sulla faccia, sul collo, sulle braccia e sulle mani. I loro campi recettivi visivi corrispondevano grossomodo a quelli tattili, mentre quelli uditivi arrivavano fino a 30 cm dalla testa dell'animale.

Prima di continuare la trattazione è bene riflettere e considerare il fatto che non solo ci sono neuroni motori fuori dalle aree motorie (esempio dei neuroni selettivi a un determinato atto motorio nella corteccia parietale posteriore), ma che all'interno delle aree motorie, lo stesso neurone si depolarizza sia per un atto motorio sia per uno stimolo sensoriale (nell'esperimento riportato, lo stimolo è una lieve stimolazione tattile).

Quale potrebbe essere il significato funzionale di questi neuroni motori che sono al tempo stesso anche sensoriali? La riposta ci viene da un geniale esperimento realizzato dall'altra parte del mondo, in Giappone, dal neuroscienziato Atsushi Iriki e dai suoi colleghi [36]. I ricercatori addestrarono una scimmia ad afferrare del cibo

---

[11] **Ricorda**: VIP è una porzione del lobulo parietale inferiore (IPL), limitrofa al solco intraparietale.
[12] Si definisce *spazio peripersonale*, lo spazio attorno al corpo raggiungibile estendendo gli arti. Invece, lo *spazio extrapersonale* è lo spazio più lontano che non si riesce a raggiungere neanche estendendo al massimo gli arti.
[13] Un neurone è *bimodale* quando si attiva per due stimoli sensoriali di diversa natura (per esempio, uno tattile e uno visivo).

o con la mano oppure utilizzando un rastrello (in questo caso il cibo veniva posto più lontano) e registrarono la risposta di alcuni neuroni in F4. Osservarono che se la scimmia afferrava il cibo, il campo recettivo visivo rimaneva ancorato attorno alla mano, se invece l'animale si serviva del rastrello, sorprendentemente, il campo recettivo visivo si estendeva per tutta la lunghezza dell'utensile. Questo studio dimostra che la rappresentazione della mano è codificata sulla base delle potenzialità che essa ha di effettuare movimenti orientati a uno scopo (infatti la rappresentazione della mano viene modificata dall'uso del rastrello), suggerendo che ciò che viene codificato in F4 non è, né la mano né il rastrello, ma l'atto motorio (la mano e il rastrello sono i mezzi per arrivare al cibo). Dimostra anche che la codifica neuronale dello spazio vicino dipende dalla disponibilità degli strumenti che abbiamo per estenderlo. Se sul soffitto (spazio lontano) del mio salone c'è una ragnatela, per toglierla, utilizzo una scopa capovolta. I miei neuroni in F4, hanno *ri-codificato* il soffitto come spazio vicino.

La codifica dello spazio lontano, invece, si serve di altri circuiti, organizzati e strutturati in maniera diversa. Si ritiene che venga principalmente svolta dalla porzione del lobulo parietale inferiore, lateralmente al solco intraparietale e classificata con la sigla LIP [17]. Quest'area è strettamente collegata ai campi oculari frontali che, come abbiamo accennato, controllano che l'oggetto sia portato dalla periferia del campo visivo sulla fovea. I neuroni sottostanti questo circuito hanno quindi proprietà sensoriali, cioè rispondono allo stimolo visivo. La caratteristica basilare che li distingue dai neuroni con le stesse proprietà in F4, è che questi hanno un campo recettivo basato su coordinate retiniche. Ciò consente loro di codificare lo stimolo visivo, indipendentemente se lo stimolo si trova nello spazio vicino o in quello lontano. Se vi ricordate, il campo recettivo dei neuroni registrati in F4 si basava su coordinate corporee e quindi era sensibile solo a stimoli presentati sul corpo, cioè nello spazio vicino. Un sistema organizzato solo su coordinate retiniche, come quello che stiamo descrivendo, però, non spiegherebbe la percezione della varietà di stimoli visivi a cui siamo costantemente sottoposti ogni momento. Per spiegare i meccanismi di codifica dello spazio lontano, due neuroscienziati americani, David Zipser e Richard Andersen, hanno costruito un modello computazionale, una vera e propria rete neurale artificiale, ipotizzando che nella corteccia parietale posteriore si verifichi una trasformazione neurale da una codifica in termini retinici a una orientata sulla posizione del soggetto nello spazio [37].

Bibliografia

1. Tassinari G (1999) Le basi fisiologiche della percezione e del movimento. In: Umiltà C (ed) Manuale di Neuroscienze. Il Mulino, Bologna
2. Deecke L, Scheid P, Kornhuber HH (1969) Distribution of readiness potential, pre-motion positivity, and motor potential of the human cerebral cortex preceding voluntary finger movements. Exp Brain Res 7:158–168
3. Roland PE, Larsen B, Lassen NA, Skinhøj E (1980) Supplementary motor area and other cortical areas in organization of voluntary movements in man. J Neurophysiol 43:118–136
4. Brinkman C (1984) Supplementary motor area of the monkey's cerebral cortex: short- and long-

term deficits after unilateral ablation and the effects of subsequent callosal section. J Neurosci 4:918–929

5. Massion J, Viallet F, Massarino R, Khalil R (1989) The supplementary motor area is implicated in the coordination between posture and movement in man. C R Acad Sci III 308:417–423

6. Lemon R (1990) In memoriam Henricus (Hans) Kuypers, F.R.S., 1925-1989. J Anat 169:271–272

7. Moll L, Kuypers HG (1977) Premotor cortical ablations in monkeys: contralateral changes in visually guided reaching behavior. Science 198:317–319

8. Weinrich M, Wise SP (1982) The premotor cortex of the monkey. J Neurosci 2:1329–1345

9. Bear MF, Connors BW, Paradiso A (2002) Il controllo cerebrale del movimento. In: Bear MF, Connors BW, Paradiso A (eds) Casco C, Petrosini L (ed italiana) Neuroscienze. Esplorando il cervello. Masson, Milano

10. Ghez C (2003) Il movimento volontario. In: Kandel ER, Schwartz JH, Jessel TM (eds) Perri V, Spidalieri G (ed italiana) Principi di neuroscienze. Casa Editrice Ambrosiana, Milano

11. Rizzolatti G, Luppino G, Matelli M (1998) The organization of the cortical motor system: new concepts. Electroencephalogr Clin Neurophysiol 106:283–296

12. Matelli M, Luppino G, Rizzolatti G (1985). Patterns of cytochrome oxidase activity in the frontal agranular cortex of the macaque monkey. Behav Brain Res 18:125–136

13. Luppino G, Matelli M, Camarda R, Rizzolatti G (1993) Corticocortical connections of area F3 (SMA-proper) and area F6 (pre-SMA) in the macaque monkey. J Comp Neurol 338:114–140

14. Rizzolatti G, Luppino G (2001) The cortical motor system. Neuron 31:889–901

15. Matelli M, Luppino G (2001) Parietofrontal circuits for action and space perception in the macaque monkey. Neuroimage 14:S27–32

16. Rizzolatti G, Craighero L (2004) The mirror-neuron system. Annu Rev Neurosci 27:169–192

17. Rizzolatti G, Sinigaglia C (2006) So quel che fai. Il cervello che agisce e i neuroni specchio. Raffaello Cortina Editore, Milano

18. Fogassi L, Ferrari PF, Gesierich B et al (2005) Parietal lobe: from action organization to intention understanding. Science 308:662–667

19. Pandya DN, Seltzer B (1982) Intrinsic connections and architectonics of posterior parietal cortex in the rhesus monkey. J Comp Neurol 204:196–210

20. Rizzolatti G, Matelli M (2003) Two different streams form the dorsal visual system: anatomy and functions. Exp Brain Res 153:146–157

21. Gregoriou GG, Borra E, Matelli M, Luppino G (2006) Architectonic organization of the inferior parietal convexity of the macaque monkey. J Comp Neurol 496(3):422–451

22. Shallice T (1988) From neuropsychology to mental structure. Cambridge University Press, Cambridge

23. Mandolesi L, Passafiume D (2004) Psicologia e psicobiologia dell'apprendimento. Springer-Verlag, Milano

24. Petrides M (2005) Lateral prefrontal cortex: architectonic and functional organization. Philos Trans R Soc Lond B Biol Sci 360:781

25. Ungerleider LG, Mishkin M (1982) Two visual system. In: Ingle DJ, Goodale MA, Mansfield RJW (eds) Analysis of visual behavior. MIT Press, Cambridge

26. Milner AD, Goodale MA (1995) The visual brain in action. Oxford University Press, Oxford

27. Aglioti SM, DeSouza JF, Goodale MA (1995) Size-contrast illusions deceive the eye but not the hand. Curr Biol 5:679–685

28. Galletti C, Fattori P, Kutz DF, Gamberini M (1999) Brain location and visual topography of cortical area V6 in the macaque monkey. Eur J Neurosci 11:575–582

29. Galletti C, Fattori P, Gamberini M, Kutz DF (2001) The cortical connections of area V6: an occipito-parietal network processing visual information. Eur J Neurosci 11:575–582

30. Luppino G, Hamed SB, Gamberini M et al (2005) Occipital (V6) and parietal (V6A) areas in the anterior wall of the parieto-occipital sulcus of the macaque: a cytoarchitectonic study. Eur J Neurosci 21:3056–3076

31. Fogassi L, Gallese V, Fadiga L et al (1996) Coding of peripersonal space in inferior premotor cortex (area F4). J Neurophysiol 76:141–157

32. Rizzolatti G, Fadiga L, Fogassi L, Gallese V (1997) The space around us. Science 277:190–191

33. Rizzolatti G, Scandolara C, Matelli M, Gentilucci M (1981) Afferent properties of periarcuate neurons in macaque monkeys. I. Somatosensory responses. Behav Brain Res 2:125–146

34. Rizzolatti G, Scandolara C, Matelli M, Gentilucci M (1981) Afferent properties of periarcuate neurons in macaque monkeys. II. Visual responses. Behav Brain Res 2:147–163

35. Graziano MS, Reiss LA, Gross CG (1999) A neuronal representation of the location of nearby sounds. Nature 397:428–430

36. Iriki A, Tanaka M, Iwamura Y (1996) Coding of modified body schema during tool use by macaque postcentral neurones. Neuroreport 7:2325–2330

37. Zipser D, Andersen R (1988) A back-propagation programmed network that simulates response properties of a subset of posterior parietal neurons. Nature 331:679–684

Veder fare

6

Nel capitolo precedente abbiamo analizzato le recenti evidenze sperimentali e cliniche che hanno dimostrato come il sistema motorio sia anche un sistema cognitivo, in cui non solo la percezione diventa azione, ma l'interazione con l'ambiente, attraverso il comportamento, è guidata da specifiche strategie motorie. Tali conquiste conoscitive stanno indirizzando molti neuroscienziati a formulare nuove ipotesi di modelli di processamento neuronale. Un interrogativo a cui si sta cercando di rispondere è se il sistema cognitivo-motorio, come del resto anche gli altri sistemi cerebrali, abbia dei confini funzionali o se sia proprio il concetto di sistema che debba essere abbandonato per lasciare spazio a un processo globale che riguarda tutto il SNC, in cui le circuitazioni occipito-parieto-frontali avrebbero un ruolo determinante nell'attuarsi del comportamento. Per affrontare tali problematiche è necessario metabolizzare e capire bene le scoperte scientifiche fatte in questi ultimi anni. Quella che forse più di tutte merita attenzione è la scoperta dei *neuroni specchio* da parte di un gruppo di neuroscienziati italiani dell'Università di Parma coordinato da Giacomo Rizzolatti, più volte, inevitabilmente, menzionato in questo libro (vedi nota 10 del Capitolo 1). Questi ricercatori hanno documentato prima nella scimmia, e poi nell'uomo, l'esistenza di neuroni che si attivano sia quando compiamo specifici atti motori o azioni in una certa maniera sia quando li osserviamo eseguire da altri [1, 2]. In altri termini, significa che anche da fermi i nostri circuiti frontali parieto-dipendenti e prefronto-dipendenti funzionano. Generalizzando, possiamo affermare che compiamo attività motoria (intesa qui come attivazione del sistema motorio) anche stando immobili! È per questo motivo che più volte in questo libro è comparso il concetto di "movimento o attività motoria visibile".

Questa scoperta apre una serie di potenzialità e applicazioni in molti campi. In ambito evolutivo, perché si possono sfruttare i metodi illustrativi e dimostrativi per l'acquisizione o il miglioramento di un compito motorio complesso. In ambito geriatrico, perché gli anziani potrebbero essere stimolati, *allenandosi* da fermi a osservare specifici atti motori e vedremo quanto importanti siano gli effetti di plasticità cerebrale in condizioni di specifico allenamento fisico e mentale. In ambito sportivo, perché osservare come si esegue correttamente un gesto atletico migliorerebbe la performance e aumenterebbe i successi. Non da ultimo, in ambito neuroriabilitativo, perché la stimolazione di tali circuiti neuronali, tramite l'osservazione di un atto motorio, favorirebbe i fenomeni di rimodellamento plastico riabilitando significativamente, o in parte, la funzione motoria. Purtroppo, almeno in Italia, "i potenziali addetti ai lavori" sono pochi. E questo perché sono ancora troppo pochi i ricercatori che conoscono tali meccanismi così come gli educatori, gli allenatori e i fisioterapisti, disposti a fidarsi di metodi basati in gran parte sull'osservazione, nonostante tale approccio non sia sostitutivo delle metodiche tradizionali.

6.1   I neuroni canonici in F5

Nel capitolo precedente abbiamo visto che la porzione premotoria ventrale dell'area 6 è stata suddivisa in due sottoregioni, F4 ed F5 [3]. Le proprietà di F4 sono state ampiamente trattate, ora ci concentreremo su quelle di F5 perché proprio qui sono stati registrati, per la prima volta, i *neuroni specchio*.

Come per tutte le aree corticali motorie, anche F5 contiene una rappresentazione topografica del corpo, in particolare della mano (nella porzione dorsale) e della bocca (nella porzione ventrale) [4-6]. Attraverso diversi esperimenti di elettrofisiologia condotti sulla scimmia, Rizzolatti e colleghi hanno dimostrato che quello che viene rappresentato in F5 non è il movimento della mano o della bocca, bensì gli specifici atti motori effettuati *con* la mano e *con* la bocca [7]. Molto semplicemente, in questi paradigmi sperimentali, l'animale doveva compiere uno specifico atto motorio. Quello maggiormente analizzato, e quindi trattato anche in questo contesto, è stato la presa di cibo o di oggetti, un gesto eseguibile dalla scimmia sia con la mano sia con la bocca. Nella condizione sperimentale "classica", l'animale afferrava una nocciolina, mentre lo sperimentatore valutava la risposta neuronale in F5. Per compiere tale atto motorio, la mano dell'animale doveva per forza assumere varie posizioni, cambiando, a seconda della distanza dell'arachide, la flessione delle dita. Doveva quindi effettuare diversi movimenti che coinvolgevano gruppi muscolari differenti. La maggior parte dei neuroni registrati in F5 scaricava durante tutto l'atto motorio di afferramento, indipendentemente dal tipo di movimento delle dita [6]. Successivamente si sono evidenziate, sempre in F5, popolazioni di neuroni che si attivavano ogni qual volta la scimmia afferrava un oggetto, indipendentemente dalla mano che lo prendeva. Addirittura, questi neuroni si attivavano anche se l'animale lo afferrava con la bocca. Inoltre, si è visto che lo stesso tipo di movimento, per esempio una flessione del dito indice, attivava un neurone di F5 solo se l'animale lo metteva in atto per afferrare del cibo. Se invece, lo stesso movimento (e quindi la stessa flessione del dito indice), veniva eseguito per grattarsi, si attivava un altro neurone di F5 [8]. In più, è stato evidenziato che alcuni di questi neuroni "scopo del movimento-specifici" codificavano atti motori prossimali (come muovere la mano verso la bocca per inserire la nocciolina), mentre altri quelli più distali (afferrare con la mano un oggetto). Qualche anno dopo si è scoperto che quest'ultima classe di neuroni è altamente selettiva per il modo in cui viene effettuato il movimento [9]. Per esempio, considerando sempre l'atto motorio di afferrare un oggetto, alcuni neuroni si attivavano solo se la scimmia prendeva un oggetto con tutta la mano, altri solo se lo faceva opponendo il pollice e l'indice.

Gli esperimenti descritti sono solo alcuni di quelli più significativi all'interno di una vasta letteratura di brillanti lavori sperimentali. Il comportamento dei neuroni registrati in F5 ha conferito a quest'area il ruolo di "vocabolario d'atti, in cui le parole sono rappresentate da popolazioni di neuroni" [6]. In altri termini, un neurone si attiva solo se il soggetto effettua, in un certo modo, un determinato atto motorio.

Da questi esperimenti è emerso anche un altro dato importante da non trascurare, e cioè, che almeno la metà dei neuroni registrati in F5, non solo si attivava durante la presa di un oggetto eseguito in un certo modo, ma aumentava la loro frequenza di scarica anche durante la sola visione di quell'oggetto [8]. Questi neuroni, definiti *canonici*, che si attivavano sia per un atto motorio sia per uno stimolo visivo, hanno suggerito che ogni volta che osserviamo un oggetto, lo interpretiamo, basandoci sul movimento che le sue caratteristiche intrinseche richiedono alla nostra mano [10], se l'oggetto si afferra, o al nostro piede, se per esempio l'oggetto è un pallone da calcio che per l'appunto si calcia. Questa interpretazione spiegherebbe anche i meccanismi neuronali alla base della *categorizzazione percettiva*[1]. Secondo questa ipotesi, di fronte a un oggetto nuovo che presenta determinate caratteristiche fisiche, i neuroni di F5 consulterebbero il loro vocabolario d'atti e *pronuncerebbero* la strategia motoria più efficace per afferrarlo. Sempre secondo tale impostazione, una simile organizzazione funzionale ci consentirebbe di interagire con l'ambiente sfruttando al meglio le potenzialità che questo ci offre.

Box 6.1 - La comunicazione degli oggetti intorno a noi
Nel momento in cui vediamo un oggetto, sappiamo come sia meglio interagire con esso. Se vedo una penna sul tavolo, l'afferro con una presa precisa, in quanto rappresenta il modo migliore per utilizzarla. Percezione e azione diventano, in questo modo, un tutt'uno.
Fino a qualche anno fa, tutti i neuroscienziati erano concordi nel ritenere che i processi percettivi alla base della categorizzazione di oggetti, di formazione di prototipi, di immagini mentali, nonché formanti la nostra coscienza e i nostri pensieri, avessero dimora esclusivamente in determinate aree cerebrali. Un esempio è il modello di Leslie Ungerleider e Mortimer Mishkin [11] discusso nel capitolo precedente (vedi Fig. 5.3 a). Oggi, qualcuno, grazie alle recenti scoperte tra cui anche quelle descritte sopra, inizia a capire che certi meccanismi sono parte integrante dell'azione. Il filosofo contemporaneo Alva Noë che da qualche anno è concentrato sulla teorizzazione dei processi percettivi in chiave biologica, tenendo anche conto delle nuove conquiste conoscitive, è tra i primi a trasmettere il messaggio che *la percezione è* proprio *una cosa che facciamo* [12].
Gli esperimenti riportati suggeriscono che i neuroni di F5, date le loro peculiarità, sono capaci di codificare le caratteristiche fisiche degli oggetti (per-

---

[1] In psicologia, la *categorizzazione percettiva* è il processo mentale mediante il quale assegniamo un oggetto che vediamo e che non conosciamo a una categoria.

cezione) in una sequenza finalizzata di movimenti (azione). Per capire come avviene questo processo, dobbiamo inserire F5 in un circuito cerebrale più ampio, comprendente anche la corteccia parietale posteriore, sede dell'arrivo delle afferenze della via dorsale o via del *come*. Infatti, nel lobulo parietale inferiore, si trova l'area AIP, fortemente connessa con F5, in cui avverrebbe la codifica delle *affordances* degli oggetti, ossia la traduzione delle diverse possibilità d'azione e d'interazione dell'oggetto osservato[2]. Quest'informazione verrebbe trasmessa ai neuroni di F5 che, come abbiamo visto, codificano gli atti motori a essa conseguenti e sono, *non a caso*, direttamente connessi a F1.

6.2   I neuroni specchio in F5

Le scoperte scientifiche più rilevanti sono sempre sopraggiunte inaspettatamente, o quasi, e soprattutto a coloro che sono stati capaci di accorgersene e di crederci. La scoperta di neuroni in grado di attivarsi sia in relazione a un atto motorio sia di fronte alla *passiva* osservazione di qualcuno che lo compie, dimostra proprio questo. Su molte riviste scientifiche e non, a tale scoperta fu data la caratteristica della *serendipità*, cioè si è ritenuto che si fosse verificata grazie a eventi fortuiti mentre si era concentrati a studiare *altro*. In realtà, Giacomo Rizzolatti e collaboratori, non stavano del tutto studiando *altro*, visto che erano concentrati a valutare le proprietà dei neuroni proprio in F5, il primo posto dove sono stati registrati i neuroni specchio. Si racconta che durante una delle tante pause che si fanno in un laboratorio di elettrofisiologia[3] in cui l'animale, nonostante abbia posizionati i microelettrodi nel cervello, è libero di muoversi, Rizzolatti e colleghi si sono accorti che, in una scimmia, alcuni neuroni di F5, ritenuti in quel momento canonici, aumentavano la loro frequenza di scarica sia quando do l'animale afferrava una nocciolina sia quando a prenderla era uno degli sperimentatori [1]. Tali neuroni sono stati successivamente chiamati *neuroni specchio* (*mirror neurons*) [14, 15][4]. Queste cellule, nonostante abbiano proprietà motorie (si attivano durante un atto motorio) e proprietà visive (si attivano anche se il soggetto osserva), non possono essere considerate neuroni canonici perché le qualità visive che li caratterizzano sono diverse. Infatti, mentre i neuroni canonici sono sensibili agli attributi dello stimolo visivo, i neuroni specchio si attivano solo se lo "stimolo visivo" esegue

---

[2] Il termine *affordance* è stato introdotto dallo psicologo statunitense James Jerome Gibson (1904-1979) secondo il quale l'*affordance* rappresenterebbe la possibilità delle azioni che un oggetto "invita" a compiere su di esso [13].

[3] In genere, tra un esperimento e l'altro passa sempre qualche minuto perché lo sperimentatore, ovviamente in base al tipo di lavoro, deve rimettere l'animale in gabbia, oppure pulirlo, o dargli da mangiare, pesarlo ecc. e quindi le pause, che non sono assolutamente momenti di svago, sono molte.

[4] **Curiosità**: come anche ricordato nel Capitolo 1, nei primi esperimenti sui neuroni specchio sono stati registrati 532 neuroni della porzione dorsale di F5 e, di questi, ben 92 si attivavano anche durante l'osservazione di particolari azioni.

un comportamento finalizzato, cioè lo stimolo deve compiere un atto motorio o un'azione. In pratica deve essere una sorta di attore.

Allo stesso modo dei neuroni canonici che ricevono l'informazione visiva dall'area AIP del lobulo parietale inferiore (Box 6.1), ugualmente sui neuroni specchio arrivano afferenze visive attraverso altre connessioni anatomiche indirette. In particolare, l'informazione visiva che, ricordiamoci, proviene dal solco temporale superiore e dalla porzione inferiore del lobo temporale (via ventrale), giunge sui neuroni specchio tramite le aree del lobulo parietale inferiore, PF e PFG (vedi Schema 5.2). Successivi esperimenti hanno mostrato in PF e PFG l'esistenza di neuroni specchio con le stesse proprietà di quelli di F5 e per questo sono stati chiamati "neuroni specchio parietali" [16]. In più, si è visto che anche i neuroni del solco temporale superiore rispondevano all'osservazione di azioni eseguite ma, a differenza degli altri neuroni specchio, questi non possedevano proprietà motorie [17]. Nella scimmia, quindi, esiste un circuito specchio per ora identificato in PF/PFG-F5 e modulato dal solco temporale superiore [6].

6.3 Il circuito PF/PFG-F5: lo specchio delle azioni

Abbiamo visto che l'osservazione di un atto motorio, così come la sua esecuzione, attiva nella scimmia la stessa popolazione di neuroni specchio sia in F5 sia in alcune aree parietali posteriori (PF e PFG). In altri termini, l'osservazione di un'azione ne determina una riproduzione (motoria) interna. Da un punto di vista operativo, la depolarizzazione dei neuroni specchio in F5 e PF/PFG si traduce nell'attivazione di un circuito, PF/PFG-F5, che probabilmente esegue una corrispondenza tra l'atto osservato e il repertorio (motorio) di azioni. Secondo alcuni, tra cui Marc Jeannerod[5], un neurofisiologo di fama internazionale recentemente scomparso, si tratterebbe di una vera e propria *rappresentazione interna dell'azione* [18]. Tale corrispondenza (rappresentazione) presuppone che l'azione osservata, in quanto facente parte del repertorio mentale delle azioni, venga anche compresa e capita, cioè riconosciuta come azione in quanto tale. Seguendo questo ragionamento, se la scimmia osserva lo sperimentatore afferrare la nocciolina (atto motorio proprio del repertorio mentale dell'animale), il suo circuito PF/PFG-F5, capisce l'azione osservata e la rappresenta in una sequenza motoria interna. È proprio il caso di dire che l'azione osservata *si specchia* nel circuito PF/PFG-F5 così che questa venga compresa. In maniera più generale, il sistema specchio consentirebbe di comprendere le azioni altrui. Un filone degli studi sui neuroni specchio è rivolto proprio nel ricercare in questo sistema il substrato biologico dell'empatia [19, 20].

Un'evidenza a favore di tali interpretazioni proviene dal seguente esperimento condotto sempre dal gruppo di Rizzolatti, descritto qui in modo molto semplificato [21]. La scimmia osservava lo sperimentatore afferrare un oggetto, vedeva, quindi, l'intera sequenza dei movimenti del braccio e della mano. La registrazione in F5 dimostra-

---

[5] Marc Jeannerod (1935-2011) ha donato un significativo contributo alla ricerca contribuendo alla comprensione dei meccanismi sottostanti l'azione.

va che i suoi neuroni specchio aumentavano la frequenza di scarica nel momento in cui la mano dello sperimentatore toccava l'oggetto. Successivamente, alla scimmia veniva insegnato che l'oggetto stava dietro un pannello. In questa condizione, l'animale non poteva vedere la parte finale dell'azione, perché coperta. Nonostante ciò, i suoi neuroni specchio, esattamente come avveniva nella prima condizione, si attivavano, dimostrando che, affinché ci sia un aumento della frequenza di scarica dei neuroni specchio, è fondamentale che l'osservatore riconosca nei movimenti osservati, lo scopo, ossia riconosca e rappresenti/*specchi*, da un punto di vista motorio, l'azione.

Un altro studio, successivo a quello descritto, ci documenta come i neuroni specchio siano anche in grado di anticipare il processo di comprensione e rappresentazione dell'azione. Il neuroscienziato Pier Francesco Ferrari, insieme con i suoi colleghi dell'Università di Parma, ha fatto osservare a una scimmia tre tipi di presa [22]. Nel primo tipo, lo sperimentatore prendeva una nocciolina con la mano, nel secondo si serviva di una pinza e nell'ultimo di un bastone appuntito (anche qui l'esperimento è descritto in maniera didattica). Si è visto che nella prima condizione, quella congruente con l'esperienza motoria dell'animale, i neuroni specchio si attivavano non appena riconoscevano l'azione (di afferrare la nocciolina con la mano), quindi, prima che l'azione si fosse conclusa. Nella seconda situazione in cui la presa avveniva con la pinza e quindi faceva parte di una tecnica appresa dall'animale in laboratorio, i neuroni della scimmia scaricavano solo nel momento di contatto tra la pinza e il cibo. Nella presa effettuata con il bastone, un oggetto mai visto dall'animale, la presa rappresentava un movimento complesso finalizzato che non rientrava nel suo repertorio motorio delle azioni. In questo caso i neuroni specchio scaricavano solo dopo che la nocciolina era stata afferrata, cioè non appena la scimmia si rendeva conto della finalità del bastone. Questi dati suggeriscono che il presupposto per l'attivazione del sistema specchio è la conoscenza o esperienza motoria dell'azione e non lo stimolo sensoriale [22].

Un'ulteriore evidenza del ruolo funzionale del sistema specchio ci giunge da un altro esperimento, condotto sempre dal gruppo di Rizzolatti, che ha documentato l'esistenza di *neuroni specchio audio-visivi* all'interno del circuito PF/PFG-F5 [23]. Gli autori hanno registrato in questi distretti corticali alcuni neuroni che aumentavano la propria frequenza di scarica sia quando la scimmia vedeva e sentiva lo sperimentatore rompere il guscio di una nocciolina sia quando lo vedeva senza sentirlo sia quando lo ascoltava senza vederlo e ovviamente quando era lei stessa a eseguire il gesto. Sembra quindi che la rappresentazione motoria dell'azione sia codificata anche dal solo suono che quell'azione produce e l'importante è riconoscere, nel suono, l'azione. Vedremo le implicazioni teoriche di questo risultato quando affronteremo la relazione sistema specchio e linguaggio (vedi Paragrafo 6.8).

6.4   Il sistema specchio nell'uomo

La dimostrazione di un sistema specchio anche nell'uomo arrivò poco dopo, sempre dai neuroscienziati del gruppo di Rizzolatti che si concentrarono ad analizzare l'area frontale di Broca, considerata, come abbiamo più volte sottolineato, l'omologo di F5. Nei primi esperimenti, gli autori si servono della stimolazione magnetica transcranica (*transcranial magnetic stimulation*, TMS), una metodica discussa nel Capitolo 1. In breve, ai partecipanti veniva somministrato uno stimolo magnetico a bassa intensità, grossomodo in corrispondenza dell'area di Broca, mentre osservavano lo sperimentatore afferrare degli oggetti [2]. Dalla registrazione elettromiografica dei gruppi muscolari della mano del soggetto durante la vista della presa da parte dello sperimentatore, ci fu una risposta muscolare più ampia quando l'individuo osservava l'atto motorio piuttosto che quando vedeva semplicemente alcuni oggetti. Un dato interessante che emerse fu che le risposte muscolari, ottenute sotto osservazione, riguardavano di più i muscoli che l'osservatore avrebbe maggiormente utilizzato per compiere egli stesso l'atto motorio della presa, a dimostrazione che, anche nell'uomo, il circuito specchio codifica le azioni osservate sulla base dell'esperienza di chi osserva, ossia, sulla base del repertorio di azioni che l'osservatore è in grado di eseguire e che sa come compiere.

Dopo questo lavoro iniziarono una serie di ricerche, in un certo senso replicanti quelle condotte sulle scimmie, e se, da un lato, lo studio sull'uomo offre l'indubbio vantaggio di poter analizzare facoltà umane come il linguaggio e il pensiero astratto[6], dall'altro, ha il grande limite di non poter scendere nel particolare biologico neuronale e, in questo caso, non è in grado di tracciare anatomicamente il circuito specchio. L'osservazione diretta dei neuroni specchio nell'uomo è infatti quasi impossibile perché non si possono inserire microelettrodi nei cervelli degli osservatori e quindi registrare i singoli neuroni. I mezzi che la ricerca ha oggi a disposizione consentono, seppure con un alto grado di precisione, solo di evidenziare le variazioni del flusso sanguigno nelle diverse aree cerebrali, permettendo quindi di localizzare le porzioni corticali attive durante l'osservazione di azioni. Nell'uomo, pertanto, è meglio parlare di sistema e non di circuito specchio.

Recentemente è stato dimostrato che i meccanismi specchio sono alla base della comprensione delle emozioni altrui. Esattamente come avverrebbe per le azioni, quando osserviamo qualcuno manifestare un'emozione la simuliamo dentro di noi, "la proviamo". Ci sono persone che sono più abili in questo, basti pensare ai pianti che molti (ma non tutti) si fanno davanti a un film commovente o al buon umore che aumenta osservando qualcuno che ride. Più scientificamente si è dimostrato, tramite risonanza magnetica funzionale (*functional magnetic resonance imaging*, fMRI), che l'osservazione dell'espressione facciale delle emozioni universalmente condivise (paura, rabbia, felicità, disgusto, sorpresa e tristezza) attiva le stesse strutture cerebrali (corteccia premotoria ventrale, insula e amigdala) sottostanti la produzione attiva delle stesse espressioni facciali [19, 26]. È forse il circuito neuronale dell'empatia?

6.5 La comprensione dell'intenzione altrui

Come abbiamo visto, il sistema specchio consente di comprendere la finalità del comportamento altrui. Si ritiene che questa funzione, estremamente cognitiva, sia media-

---

[6] Questo è vero in senso molto generale. Il linguaggio, come tale, è un mezzo di comunicazione ed è proprio di tutte le specie. Studi di psicologia comparata hanno dimostrato che anche il cervello di topi e ratti processa informazioni cognitive, logiche e astratte [24, 25].

ta da processi di rappresentazione motoria dell'azione osservata. Se l'azione è con-testualizzata, come avviene di solito nel quotidiano, riusciamo anche a capire come continua e che intenzioni ha l'altro. Un processo importante che facilita, per esem-pio, l'interazione e la socializzazione.

Una dimostrazione empirica ci viene sempre dal gruppo di Rizzolatti. Marco Ia-coboni e collaboratori, infatti, hanno condotto uno studio con fMRI che prova come il sistema specchio sia capace di intendere l'azione altrui [27]. In breve, ai parteci-panti venivano presentati video di azioni di presa manuale inserite in un contesto che permetteva all'osservatore di comprenderne l'intenzione e video di azioni senza contesto. Per esempio, si vedeva una mano che afferrava una tazza di tè (azione) da un tavolo apparecchiato per la merenda (con biscottini, zucchero, latte, spicchi di li-mone ecc.) (contesto) oppure una mano che afferrava la tazza da un tavolo vuoto. Il risultato più importante è che le azioni contestualizzate attivavano in maniera signi-ficativa il sistema specchio. In pratica, l'osservatore sapeva che la mano afferrava la tazza per bere il tè (intenzione), riconosceva cioè lo scopo dell'azione.

Box 6.2 - Lo specchio rotto nell'autismo

L'*autismo* è un quadro clinico che rientra tra i *disturbi generalizzati dello svi-luppo* e in genere è contraddistinto da disturbi dell'interazione sociale, dalla compromissione della comunicazione verbale e non verbale e da comporta-menti ripetitivi.

Alcuni studiosi ritengono che alla base dell'incapacità del bambino autistico di entrare in relazione con gli altri ci sia un deficit di comprensione delle azio-ni e dell'intenzione dei comportamenti altrui e suggeriscono che il correlato biologico sia da ricercare anche nel sistema specchio [28].

Dalle investigazioni cliniche qualcosa sta emergendo proprio in questa dire-zione, nonostante sia difficile relazionare un processo complesso come quel-lo che caratterizza l'attivazione del sistema specchio con un ampio disturbo dello sviluppo, vario e con molteplici sfumature, quale è il quadro clinico del-l'autismo. Tuttavia, sempre più ricerche vertono a far combaciare una disfun-zione del sistema specchio con tale patologia. Il neurologo indiano Vilajanur Ramachandran, divenuto celebre anche per l'affermazione "I neuroni spec-chio saranno per la psicologia quello che il DNA è stato per la biologia" [29], insieme con la ricercatrice Lindsay Oberman, utilizzò l'elettroencefalogram-ma (EEG) per valutare nei loro pazienti autistici l'andamento di un partico-lare ritmo, chiamato comunemente onda "mu". Questo ritmo viene bloccato, o attenuato, per stimoli propriocettivi e quindi anche quando si esegue un mo-vimento volontario durante il quale è presente l'attività dei fusi neuromusco-lari e degli organi tendinei del Golgi. In un individuo sano anche la sola osservazione del movimento blocca l'onda mu. Gli autori, facendo aprire o chiudere una mano ai loro pazienti, trovarono che l'onda mu veniva soppres-sa, esattamente come in un individuo con sviluppo tipico. Però, a differenza di questo, l'onda mu era presente nei pazienti autistici durante l'osservazione del movimento [30], suggerendo quindi una disfunzione del sistema specchio con questa patologia dello sviluppo.

Recentemente il coinvolgimento dei neuroni specchio nello spettro dell'autismo è stato evidenziato anche tramite fMRI [31, 32] e TMS [33, 34]. L'evidenza di una disfunzione del sistema specchio nell'autismo è un risultato molto importante per aumentare gli strumenti di diagnosi e di trattamento della patologia. Per esempio, la mancata soppressione dell'onda "mu" potrebbe essere una spia diagnostica che potrebbe anticipare l'applicazione dei trattamenti comportamentali e di supporto psicologico. Così come tramite l'osservazione di azioni interiorizzate si potrebbe stimolare l'attività dei neuroni specchio nei pazienti autistici [30].

6.6 Il sistema specchio negli atleti

Nel Box 6.2 viene sottolineata l'ipotesi che l'autismo sia correlato anche a un deficit di comprensione delle azioni e dell'intenzione dei comportamenti altrui [28]. Siccome si è sempre più convinti che alla base di tali meccanismi ci sia un'attivazione del sistema specchio, il box, non a caso, è stato intitolato *Lo specchio rotto nell'autismo*. A questo punto vale la pena rovesciare il problema e chiedersi quali siano le persone in grado di capire prima, e quindi prevedere con anticipo, le azioni degli altri, e in che cosa differiscano i loro processi di elaborazione percettiva-motoria che li contraddistinguono nell'esecuzione dei movimenti e li rendono unici. Per rispondere a tale quesito prendiamo come esempio il mondo dello sport, in cui tali meccanismi risultano importantissimi laddove si richiede di anticipare con rapidità l'azione avversaria, per esempio, nelle arti marziali, nella scherma, nel calcio. Questa *capacità*[7] presente in alcuni atleti potrebbe essere legata a un diverso processamento del sistema specchio? E tale caratteristica è innata, cioè fa parte del talento dell'atleta, oppure è migliorabile con l'allenamento? Per definizione (vedi nota 7) la capacità di un atleta non può essere migliorata con l'esercizio[8] e pertanto deve dipendere da specifici processi neuronali sottostanti.

Salvatore Maria Agliotti e Paola Cesari, due neuroscienziati italiani che hanno fornito significativi contributi sulla comprensione del funzionamento del "cervello mo-

---

[7] La *capacità* è l'insieme dei tratti stabili di ciascun individuo, in gran parte determinati geneticamente e poco influenzati dall'esperienza. Un esempio è l'*orecchio assoluto*, ossia la capacità di alcune persone di riconoscere le singole note senza riferimenti acustici. La capacità non deve essere confusa con l'*abilità*, intesa come la competenza raggiunta in un determinato compito di natura sia cognitiva (per esempio la risoluzione rapida di rebus) sia motoria (per esempio il rovescio del tennista) [35].
[8] Alcuni atleti hanno infatti un talento innato. Valentina Vezzali, per esempio, medaglia d'oro nei mondiali di scherma 2011, è salita quasi sempre sul podio, dimostrando fin da quando ha iniziato tale disciplina sportiva la sua capacità di previsione del gesto avversario.

torio", insieme con altri colleghi, hanno evidenziato che quello che contraddistingue un atleta professionista da un semplice sportivo o da un dilettante, è il *tipo* di informazione processata [36]. Gli autori hanno valutato le capacità di previsione di azioni sportive in tre gruppi di soggetti. Il primo gruppo era formato da atleti professionisti di calcio e di pallacanestro, il secondo da giornalisti sportivi e allenatori e il terzo gruppo da persone che non avevano mai praticato entrambi gli sport. A tutti i partecipanti venivano mostrati video con calci di rigore e tiri verso il canestro interrotti a diversi intervalli temporali. La richiesta era quella di "indovinare" se il tiro sarebbe entrato in porta o nel canestro. I risultati ottenuti hanno evidenziato che solo i giocatori di calcio e di pallacanestro riuscivano a prevedere con precisione e fin dai primissimi istanti l'esito del tiro. Tale previsione, però, era relativa esclusivamente per lo sport praticato, cioè un portiere era bravo a prevedere la traiettoria dei tiri in porta, ma non di quelli verso il canestro. I giornalisti sportivi e gli allenatori, così come anche gli altri partecipanti che non praticavano sport, invece, riuscivano a prevedere l'esito della palla solo nella fase finale della traiettoria. Quindi prevedevano significativamente molto più in ritardo rispetto al giocatore professionista. Inoltre, questi ultimi, sempre all'interno della loro disciplina, erano più bravi a prevedere i tiri sbagliati (quelli che non andavano a segno) rispetto ai corretti. Quest'ultimo risultato è stato fondamentale per l'interpretazione di tutto l'esperimento. Infatti, analizzando la cinematica del movimento del polso (nel tiro a canestro) e del ginocchio (nel calcio) si è visto che la posizione che le due articolazioni assumono nei primissimi istanti del movimento sono diverse per i tiri corretti rispetto a quelli sbagliati. Quindi, i giocatori professionisti riescono a prevedere con maggiore facilità un tiro sbagliato perché si accorgono fin da subito dell'errata posizione del corpo. In termini più scientifici, capiscono fin da subito l'errore cinematico. I giornalisti sportivi e gli allenatori, nonostante avessero molta esperienza (visiva) di questi sport, basavano le loro previsioni esclusivamente sulla traiettoria del pallone. Inoltre, analizzando il correlato neuronale di tale compito predittivo attraverso la TMS, gli autori hanno evidenziato nei giocatori una maggiore attività cerebrale delle aree motorie di fronte alla visione di azioni sportive relative alla propria disciplina, suggerendo, ancora una volta, come l'osservazione di azioni attivi un sistema di processamento dell'informazione in cui la percezione (della cinematica del movimento) diventa azione (si ricercano le diverse parole nel vocabolario d'atti) aumentando le abilità di previsione dell'azione altrui [36].

Secondo questa interpretazione, l'esercizio e l'allenamento migliorerebbero le prestazioni sportive perché la pratica aumenterebbe il *vocabolario d'atti* di un atleta permettendogli di anticipare l'esito delle azioni altrui.

6.7   Il ruolo dell'esperienza motoria

Più evidenze supportano l'ipotesi che la conoscenza motoria sia alla base dell'attivazione del sistema specchio, sia nella scimmia sia nell'uomo. L'esperimento descritto precedentemente sui giocatori di calcio e di pallacanestro ci suggerisce proprio questo, ossia l'importanza del "saper fare" per capire e anticipare cosa stia facendo l'altro.

In un recente studio condotto con fMRI, il neuroscenziato Giovanni Buccino, insieme con i suoi colleghi del gruppo di Rizzolatti, ha fatto osservare ad alcuni soggetti, dei video di alcune specie viventi eseguire la stessa azione [37, 38]. In particolare, i partecipanti dovevano osservare un individuo, una scimmia e un cane, effettuare un'azione compiuta con la bocca, ossia, ingerire del cibo. In tutte e tre le condizioni si verificava una significativa attivazione del sistema specchio. Però, se i partecipanti osservavano azioni sempre eseguite con la bocca, ma non facenti parte del proprio repertorio motorio (un cane che abbaiava o una scimmia che schioccava le labbra), anziché l'attivazione delle aree premotorie e parietali posteriori del circuito specchio, si verificava l'attivazione delle aree deputate al processamento dell'informazione visiva.

Un'ulteriore evidenza dell'importanza delle competenze motorie acquisite, ci viene da un altro studio di psicologia dello sport. Un gruppo di ricerca, questa volta spagnolo e londinese, ha valutato, sempre tramite fMRI, l'attivazione del sistema specchio in ballerini esperti di danza classica, in ballerini esperti di capoeira (una particolare danza brasiliana) e persone senza alcuna nozione di ballo, durante la visione di filmati di entrambi gli stili di danza. Interessante è stato il confronto tra i ballerini esperti. Infatti, nonostante che i movimenti impiegati nelle due discipline fossero gli stessi (per esempio, la spaccata), la risposta del sistema specchio era più marcata di fronte alle immagini dei movimenti corrispondenti alla propria disciplina [39].

6.8   Dall'azione alla parola

Come già detto, l'area F5 della scimmia che si attiva quando l'animale osserva qualcuno compiere un'azione con le mani e con la bocca, corrisponde, nell'uomo, all'area di Broca (area 44 di Brodmann) i cui neuroni aumentano la frequenza di scarica con le stesse modalità di quelli di F5.

L'area di Broca ha la particolarità di attivarsi anche quando pronunciamo una parola (non dimentichiamo che F5 è sensibile all'osservazione di azioni effettuate anche con la bocca). Viene pertanto spontaneo chiedersi se tale coincidenza non sia un caso e se ci sia una relazione funzionale tra azione e linguaggio e, perché no, tra azione ed evoluzione del linguaggio.

In realtà ci stiamo domandando qui quello che è stato oggetto di numerose e interessanti ricerche che hanno davvero aumentato le nostre conoscenze sul SNC. Per esempio, il neuroscienziato Luciano Fadiga, insieme con i suoi collaboratori, si è posto la questione se la percezione e la comprensione degli stimoli verbali possano dipendere dai circuiti motori, visto che l'area "motoria" di Broca si attiva oltre che per la produzione linguistica e per l'esecuzione e l'osservazione di azioni, anche per la comprensione di azioni [40]. In altri termini, quest'area può essere implicata nella percezione e comprensione del linguaggio? I ricercatori hanno messo a punto un interessante esperimento. In breve, hanno fatto ascoltare a dei volontari una lista di parole contenenti doppie consonanti e hanno registrato i potenziali evocati motori dai loro muscoli della lingua. Sorprendentemente, anche se i partecipanti erano in silenzio, si verificava un aumento dell'attività di quei muscoli che si attivano proprio quando si pronunciano quelle doppie consonanti e, in più, tale aumento risultava maggiore se le doppie consonanti erano inserite in parole piuttosto che in non-parole (parole inventate prive di significato) [40]. Questo studio ha suggerito che l'ascolto di parole determina una risonanza fonologica e semantica del sistema motorio, cioè che l'ascolto di parole fa venire in mente l'azione di pronunciarle. Sembra allora che ci sia davvero una stretta correlazione tra percezione della parola e azione (pronuncia della parola). A onore del vero, una teoria motoria della percezione del linguaggio era già stata avanzata dallo psicologo americano Alvin Meyer Liberman (1917-2000) che ha cercato di capire come fosse possibile percepire i segmenti fonetici del linguaggio (consonanti e vocali) dal momento che l'orecchio umano ha una capacità di risoluzione temporale limitata. Infatti, quando il nostro orecchio è pronto a percepire il secondo segmento della sequenza linguistica, questo è già passato. Secondo Liberman doveva esserci, oltre al sistema uditivo, un altro modo con cui l'uomo percepisce le parole. Creando artificialmente un fono[9] di una certa frequenza, Liberman osservò che il suono percepito variava a seconda della vocale che seguiva. Per esempio 1.140 Hz veniva percepita come [p], se seguita dalle vocali [i] e [u] (quindi viene percepita /pi/ e /pu/), mentre viene percepita come [k], se seguita dalla vocale [a] (quindi viene percepita /ka/). Allo stesso modo, foni di frequenze diverse venivano percepiti come identici sempre a seconda della vocale che seguiva (venivano percepiti suoni uguali come la [d] in /di/ e /du/). Da queste osservazioni, Liberman capì che non dovevano essere solo le caratteristiche acustiche a influenzare la percezione della parola, ma anche il modo in cui la nostra bocca si atteggiava per produrre quella frequenza. Infatti, percepiamo come diversa la stessa frequenza a seconda che venga seguita da [i] o da [a] perché prima della vocale [i] dovremmo serrare le labbra (occlusione labiale) e prima della vocale [a] dovremmo portare a stretto contatto la parte posteriore della lingua con il palato (occlusione velare). Allo stesso modo, percepiamo uguali due suoni le cui caratteristiche acustiche sono diverse perché per produrre la [d] in /di/ e /du/ dovremmo premere la lingua sulla radice dei denti [10]. Quello che determinerebbe la percezione del linguaggio, secondo questa teoria, sarebbe l'articolazione necessaria a produrre il suono. Non esisterebbero singoli suoni, ma "catene di movimenti articolatori" che producono suoni diversi a seconda delle diverse parti della bocca coinvolte nel movimento. In questo modo, sarebbe possibile spiegare l'apparente velocità con la quale percepiamo il linguaggio perché quello che percepiamo non sono i 10-15 suoni al secondo, ma i diversi movimenti eseguiti dalla bocca di chi sta parlando che sono molti di meno. Secondo i sostenitori moderni di questa teoria, esattamente come avviene per i meccanismi sottostanti la comprensione dell'azione, l'attivazione del nostro sistema fonatorio ci permette di percepire e di prevedere i suoni linguistici dell'altro. I circuiti neuronali alla base della produzione e della comprensione del linguaggio dovrebbero pertanto essere reinterpretati tenendo anche conto dei meccanismi che regolano la percezione e l'azione [41].

Vorrei concludere questo paragrafo riportando una frase di Michael Corballis, uno psicologo neozelandese che studia le origini del linguaggio umano. Secondo Corballis,

---

[9] Acusticamente, un *fono* è una serie di suoni che spartiscono una specifica onda sonora.

infatti, *"le origini del linguaggio non riguarderebbero la sola bocca, bensì anche la mano, ed è dalla loro interazione che prenderebbe corpo la voce"* [42]. Questo non solo spiegherebbe la relazione tra F5 e l'area di Broca, ma anche perché un bambino quando inizia a pronunciare le parole tende a indicare anche con il dito nonché i motivi per i quali quando parliamo gesticoliamo.

Alla luce di quanto detto, dovrebbe essere chiaro perché quando si apprende una lingua nuova, come per noi Italiani l'inglese, dobbiamo esercitarci nella lettura.

Bibliografia

1. Di Pellegrino G, Fadiga L, Fogassi L et al (1992) Understanding motor events: a neurophysiological study. Exp Brain Res 91:176–180
2. Fadiga L, Fogassi L, Pavesi G, Rizzolatti G (1995) Motor facilitation during action observation: a magnetic stimulation study. J Neurophysiol 73:2608–2611
3. Matelli M, Luppino G, Rizzolatti G (1985) Patterns of cytochrome oxidase activity in the frontal agranular cortex of the macaque monkey. Behav Brain Res 18:125–136
4. Leinonen L, Nyman G (1979) II. Functional properties of cells in anterolateral part of area 7 associative face area of awake monkeys. Exp Brain Res 34:321–333
5. Ferrari PF, Gallese V, Rizzolatti G, Fogassi L (2003) Mirror neurons responding to the observation of ingestive and communicative mouth actions in the monkey ventral premotor cortex. Eur J Neurosci 17:1703–1714
6. Rizzolatti G, Sinigaglia C (2006) So quel che fai. Il cervello che agisce e i neuroni specchio. Raffaello Cortina Editore, Milano
7. Rizzolatti G, Gentilucci M, Fogassi L et al (1987) Neurons related to goal-directed motor acts in inferior area 6 of the macaque monkey. Exp Brain Res 67:220–224
8. Rizzolatti G, Camarda R, Fogassi L et al (1988) Functional organization of inferior area 6 in the macaque monkey. II. Area F5 and the control of distal movements. Exp Brain Res 71: 491–507
9. Jeannerod M, Arbib MA, Rizzolatti G, Sakata H (1995) Grasping objects: the cortical mechanisms of visuomotor transformation. Trends Neurosci 18:314–320
10. Craighero L (2010) Neuroni specchio. Il Mulino, Bologna
11. Ungerleider LG, Mishkin M (1982) Two visual system. In: Ingle DJ, Goodale MA, Mansfield RJW (eds) Analysis of visual behavior. MIT Press, Cambridge
12. Noë A (2004) Action in perception. MIT Press, Cambridge
13. Gibson JJ (1979) The ecological approach to visual perception. Houghton Mifflin, Boston
14. Rizzolatti G, Fadiga L, Gallese V, Fogassi L (1996) Premotor cortex and the recognition of motor actions. Brain Res Cogn Brain Res 3:131–141
15. Gallese V, Fadiga L, Fogassi L, Rizzolatti G (1996) Action recognition in the premotor cortex. Brain 119:593–609
16. Gallese V, Fadiga L, Fogassi L, Rizzolatti G (2002) Action representation and the inferior parietal lobule. In: Prinz W, Hommel B (eds) Common mechanisms in perception and action: Attention and performance. Oxford University Press, Oxford
17. Perrett DI, Harries MH, Bevan R et al (1989) Frameworks of analysis for the neural representation of animate objects and actions. J Exp Biol 146:87–113
18. Jeannerod M (1994) The representing brain: neural correlates of motor intention and imagery. Behav Brain Sci 17:187–245
19. Wicker B, Keysers C, Plailly J et al (2003) Both of us disgusted in my insula: the common neural basis of seeing and feeling disgust. Neuron 40:655–664
20. Iacoboni M (2008) I neuroni specchio. Come capiamo ciò che fanno gli altri. Bollati Boringhieri, Torino
21. Umiltà MA, Kohler E, Gallese V et al (2001) I know what you are doing. A neurophysiological study. Neuron 31:155–165

22. Ferrari PF, Rozzi S, Fogassi L (2005) Mirror neurons responding to observation of actions made with tools in monkey ventral premotor cortex. J Cogn Neurosci 17:212–226

23. Kohler E, Keysers C, Umiltà MA et al (2002) Hearing sounds, understanding actions: action representation in mirror neurons. Science 297:846–848

24. Mandolesi L, Leggio MG, Graziano A et al (2001) Cerebellar contribution to spatial event processing: involvement in procedural and working memory components. Eur J Neurosci 14:2011–2022

25. Ragozzino ME, Ragazzino KE, Mizumori SJY, Kesner RP (2002) Role of the dorsomedial striatum in behavioral flexibility for response and visual cue discrimination learning. Behav Neurosci 116:105–115

26. Carr L, Iacoboni M, Dubeau MC et al (2003) Neural mechanisms of empathy in humans: a relay from neural systems for imitation to limbic areas. Proc Natl Acad Sci USA 100:5497–5502

27. Iacoboni M, Molnar-Szakacs I, Gallese V et al (2005) Grasping the intentions of others with one's own mirror neuron system. PLoS Biol 3:e79

28. Gallese V (2006) Intentional attunement: a neurophysiological perspective on social cognition and its disruption in autism. Brain Res 1079:15–24

29. Ramachandran VS (2000) Mirror neurons and imitation learning as the driving force behind "the great leap forward" in human evolution. Edge 69:29

30. Ramachandran VS, Oberman LM (2006) Broken mirrors: a theory of autism. Sci Am 295:62–69

31. Schulte-Rüther M, Greimel E, Markowitsch HJ et al (2011) Dysfunctions in brain networks supporting empathy: an fMRI study in adults with autism spectrum disorders. Soc Neurosci 6:1–21

32. Rudie JD, Shehzad Z, Hernandez LM et al (2011) Reduced functional integration and segregation of distributed neural systems underlying social and emotional information processing in autism spectrum disorders. Cereb Cortex [Epub ahead of print]

33. Fecteau S, Lepage JF, Théoret H (2006) Autism spectrum disorder: seeing is not understanding. Curr Biol 16:R131–133

34. Oberman LM, Horvath JC, Pascual-Leone A (2010) TMS: using the theta-burst protocol to explore mechanism of plasticity in individuals with Fragile X syndrome and autism. J Vis Exp doi: 10.3791/2272

35. Aglioti SM, Facchini S (2002) Il cervello motorio. In: Spinelli D (ed) Psicologia dello sport e del movimento umano. Zanichelli, Bologna

36. Aglioti SM, Cesari P, Romani M, Urgesi C (2008) Action anticipation and motor resonance in elite basketball players. Nat Neurosci 11:1109–1116

37. Buccino G, Lui F, Canessa N et al (2004) Neural circuits involved in the recognition of actions performed by nonconspecifics: An fMRI study. J Cogn Neurosci 16:114–126

38. Buccino G, Vogt S, Ritzl A, et al (2004) Neural circuits underlying imitation learning of hand actions: an event-related fMRI study. Neuron 42:323–334

39. Calvo-Merino B, Glaser DE, Grèzes J et al (2005) Action observation and acquired motor skills: an FMRI study with expert dancers. Cereb Cortex 15:1243–1249

40. Fadiga L, Craighero L, Buccino G, Rizzolatti G (2002) Speech listening specifically modulates the excitability of tongue muscles: a TMS study. Eur J Neurosci 15:399–402

41. D'Ausilio A, Bufalari I, Salmas P, Fadiga L (2011) The role of the motor system in discriminating normal and degraded speech sounds. Cortex [Epub ahead of print]

42. Corballis M (2010) Mirror neurons and the evolution of language. Brain Lang 112:25–35

Immaginare di fare

7

Lo studio delle immagini mentali rappresenta un terreno fertilissimo per le neuroscienze in quanto la comprensione dei meccanismi neuronali che vi sono alla base aiuta a svelare i processi sottostanti il pensiero, nonché a tracciare un confine, per quanto possibile, di coscienza.

In ambito motorio, la valutazione analitica dei processi che ci consentono di simulare mentalmente una sequenza di movimenti, ci permette di approfondire la conoscenza sull'organizzazione funzionale del sistema cognitivo-motorio, nonché di sfruttare tale potenzialità nella pratica sportiva e nella riabilitazione motoria.

7.1   La *motor imagery*

Secondo il neurofisiologo francese, Marc Jeannerod[1], le immagini mentali possono essere categorizzate in "esterne", per esempio quando immaginiamo una certa scena o un certo oggetto, e in "interne" quando simuliamo mentalmente l'esecuzione di una determinata azione, sia che questa riguardi tutto il corpo o parte di esso [1]. Pertanto, la *motor imagery*, immaginazione motoria o, se preferite la dizione francese, di immaginazione interna, può essere definita come lo stato dinamico durante il quale simuliamo mentalmente una specifica sequenza di atti motori [1, 2]. Indirettamente abbiamo già affrontato nel Capitolo 5 lo studio dei meccanismi che sottendono la motor imagery. Se ricordate, l'esperimento di Per Roland alla fine degli anni '80 dimostrava proprio che l'immaginazione di una sequenza di movimenti attivava una porzione dell'area 6, l'area motoria supplementare [3]. Successive ricerche hanno evidenziato poi che oltre a quest'area motoria di ordine superiore, nel processo di immaginazione motoria intervengono anche altre porzioni corticali come la corteccia parietale posteriore e l'area somato-sensitiva primaria, nonché strutture sottocorticali come il cervelletto [4-7]. Tali evidenze, assieme tra l'altro alla scoperta dei neuroni specchio, hanno suggerito che l'immaginazione motoria condivida lo stesso substrato neuronale della comprensione, rappresentazione e osservazione dell'azione [8].

---

[1] Vedi nota 5 del Capitolo 6.

Recentemente un gruppo di ricercatori coreani ha condotto, tramite risonanza magnetica funzionale (fRMI), un interessante esperimento di immaginazione motoria su giovani arcieri professionisti e su persone che non avevano mai praticato il tiro con l'arco [9]. I partecipanti dovevano semplicemente immaginare la sequenza di movimenti che si mettono in atto per tirare una freccia. Il dato interessante che è emerso è che quando il compito di immaginazione veniva svolto dai non-arcieri vi era una maggiore attivazione della aree corticali premotorie, supplementari motorie, di altre aree frontali, del cervelletto e dei nuclei della base. Quando invece il compito veniva immaginato dagli arcieri, sorprendentemente si attivava in maniera più significativa l'area motoria supplementare che, ricordiamoci, entra soprattutto in gioco nella pianificazione del movimento e degli atteggiamenti posturali. Inoltre, il fatto che nei non-arcieri, a differenza degli arcieri, si attivi la struttura indispensabile per l'apprendimento di nuove sequenze motorie (il cervelletto), fa supporre che l'acquisizione di nuovi compiti motori possa essere favorita anche dalla sola immaginazione degli stessi.

7.2   La cronometria mentale

Sulla base di quanto descritto è ragionevole pensare che l'immaginazione di un'azione richieda le stesse caratteristiche temporali corrispondenti alla reale esecuzione [2]. In altre parole, eseguire un'azione impiegherebbe lo stesso tempo che immaginarla. Con questo presupposto, è iniziata una serie di ricerche volte proprio a dimostrare che i due processi, esecuzione e immaginazione, siano sovrapponibili anche nei tempi (di esecuzione e di immaginazione). Un'ipotesi che possiamo facilmente sperimentare in casa. Cronometriamo quanto tempo impieghiamo per raggiungere la cucina, partendo dal punto in cui siamo, per prendere un bicchiere. Poi, da seduti, calcoliamo quanto tempo impieghiamo a immaginare il percorso. Vi accorgerete che a mente siete più veloci, ma non poi così tanto.

Il termine di "cronometria mentale" si riferisce a un filone di studi caratterizzato dalla misurazione dei tempi necessari per compiere a mente determinati compiti motori al fine di dedurre da questi i processi neuronali e i meccanismi cognitivi che intervengono durante le reali prestazioni comportamentali [10]. Uno dei primi confronti tra movimenti reali e mentali proviene da uno studio del neurobiologo americano Jean Decety in cui è stato dimostrato che i tempi della simulazione mentale di uno specifico disegno (per esempio si chiedeva di disegnare un cubo) erano praticamente sovrapponibili a quelli impiegati per compiere il disegno reale [11]. Nello stesso periodo, sempre Decety ha confrontato anche la durata reale e mentale di un compito di deambulazione a occhi chiusi in cui si richiedeva di percorrere un percorso sempre più lungo. I partecipanti, quando immaginavano di eseguire il compito, aumentavano i loro tempi di deambulazione in relazione alla lunghezza del percorso, esattamente come avviene realmente [12]. Se invece dovevano eseguirlo portando un peso, i tempi di immaginazione del percorso erano significativamente maggiori rispetto alla durata effettiva suggerendo che, quando si esegue un compito di cronometria mentale, anziché basarsi su strategie di valutazione del tempo, ci si immagina proprio nell'atto di eseguirlo.

In questi studi si sono anche analizzati alcuni parametri fisiologici, come per esempio la frequenza cardiaca, al fine di capire quanto concretamente l'immaginazione di una sequenza di movimenti abbia un impatto sull'organismo. In questo contesto si è dimostrato che il grado di aumento del battito cardiaco e della ventilazione polmonare di un soggetto che corre mentalmente a 12 km/h può essere paragonabile a quello di un soggetto che corre realmente a 5 km/h [13] e che c'è un aumento del ritmo cardiaco e della frequenza respiratoria pari al 30% rispetto a una condizione di riposo quando si immagina di nuotare per una lunga distanza [14].

Dobbiamo quindi immaginarci in azioni faticose per ottenere un effetto reale e concreto sull'organismo? Come dire che pensare ogni giorno di correre una distanza molto lunga ci aiuti a bruciare grassi?

7.3 Il *mental motor training* funziona?

Immaginare una sequenza di atti motori corrisponde alla reale esecuzione sia sul piano temporale (abbiamo visto che i tempi di immaginazione e di esecuzione sono sovrapponibili) sia su quello organico (infatti, la *motor imagery* induce una variazione dei parametri fisiologici simile a quella che avviene in condizioni di movimento reale). Su questa scia di evidenze, alcuni autori hanno cercato di verificare se l'immaginazione prolungata (un allenamento di immaginazione dei movimenti da eseguire) di un certo compito motorio produca un miglioramento sulla prestazione motoria. Si è visto che addirittura un allenamento immaginario di un semplice movimento, come può essere la flessione e l'estensione di un dito della mano, determinava un incremento di forza dei muscoli che agiscono sulla corrispondente articolazione [15, 16]. Allo stesso modo, un training di immaginazione motoria permetteva di evidenziare un miglioramento di alcuni parametri cinematici come avviene quando l'allenamento è reale [17-19]. Alcuni giocatori di pallavolo hanno sperimentato su loro stessi come un precedente allenamento mentale, associato all'osservazione delle corrette tecniche della loro disciplina, li abbia poi agevolati sul campo [20]. Risultati analoghi provengono anche dal settore ginnico. Un gruppo di neuroscienziati svedesi ha evidenziato che nel salto in alto gli atleti che si erano sottoposti a un training di allenamento mentale della sequenza dei movimenti da compiere per effettuare lo slancio, saltavano un'altezza maggiore rispetto agli atleti che si erano allenati solo con i metodi classici [21]. Inoltre, gli stessi ricercatori tramite fMRI hanno dimostrato che la padronanza motoria di una tecnica sportiva, come quella dello slancio nel salto in alto, attiva, durante l'immaginazione della sequenza motoria dei movimenti da compiere, le aree motorie, premotorie e supplementari, nonché il cervelletto. Attivazioni cerebrali diverse, comprendenti per lo più aree visive come la porzione superiore della corteccia occipitale, sono state trovate in ginnasti di salto in alto alle prime armi [21]. Risultati analoghi provengono anche da altri studi che documentano come durante l'immaginazione motoria di una tecnica sportiva si attivino le aree motorie più cognitive [22]. Tali evidenze suggeriscono ancora una volta che l'esperienza motoria è un fattore di primaria importanza nel miglioramento della prestazione, ottenuto in questi casi attraverso l'immaginazione. Inoltre, si è anche evidenziato che l'allenamento mentale produce gli stessi meccanismi di plasticità corticale (come per esempio un aumento della rappresentazione corticale delle aree corrispondenti agli arti impiegati nel movimento) di quelli determinati da un continuo esercizio fisico [23, 24].

Dati i suoi benefici effetti migliorativi, il *mental motor training* è stato anche introdotto nel recupero di abilità motorie dopo lesione cerebrale [25, 26]. A dimostrazione di ciò, uno studio realizzato da un gruppo di ricercatori italiani, condotto su pazienti che presentavano un severo deficit motorio dell'arto superiore in seguito a ictus, ha dimostrato come un determinato allenamento mentale sia in grado di riattivare schemi motori latenti e facilitare fenomeni di plasticità corticale favorendo il recupero della funzione motoria [26]. La disabilità neuromotoria in seguito a ictus è, infatti, una patologia molto invalidante e il recupero funzionale si basa proprio sui fenomeni plastici di riorganizzazione dei circuiti neuronali sottostanti la strutturazione del movimento. Tale metodologia, come vedremo poi nel prossimo capitolo, in genere viene inserita in un protocollo riabilitativo che prevede anche l'osservazione del movimento da recuperare favorendo, quindi, una sorta di *ri-apprendimento* motorio.

7.4   L'allenamento ideomotorio

Il *mental motor imagery* può essere considerato come un vero e proprio allenamento mentale, definito anche "allenamento ideomotorio". Tale tecnica viene sempre più utilizzata dagli atleti, soprattutto prima di una gara, per ripassare a mente la corretta sequenza da attuare. Tale ripasso mentale viene adoperato anche da coloro che si sono infortunati e sono stati costretti a rimanere fermi per molto tempo. Spesso l'allenamento ideomotorio viene accompagnato da una sorta di rilassamento mentale eseguito con altre tecniche, come per esempio il *training autogeno*. In genere, dopo avere individuato la sequenza motoria da eseguire, la si immagina in maniera sistematica affiancandoci, se occorre, la ripetizione reale. Essendo ogni gesto tecnico composto da una sequenza di movimenti consecutivi, è necessario che l'atleta si focalizzi su ogni singolo pezzo dell'azione, scomponendola. Solo in questo modo sarà possibile memorizzarla e testare gli effetti positivi dell'allenamento. Secondo alcuni preparatori atletici è importante anche aggiungere all'immaginazione della sequenza dei movimenti da compiere anche la simulazione mentale del ritmo respiratorio. In genere, un allenamento di questo tipo è molto soggettivo, dipende molto dall'atleta, dalla sua età, dalla sua capacità di concentrazione, da quanto si fida del metodo. A questo riguardo il ruolo dell'allenatore è fondamentale. Purtroppo, in questa sede, non è possibile approfondire tale argomento, ma vorrei sottolineare che un bravo allenatore deve tenere sempre e costantemente conto della personalità (intesa qui come caratteristiche psicologiche, fisiche e di relazione con gli altri) dell'allievo, nonché delle sue motivazioni e obiettivi. Ecco che la relazione istruttore-allievo diventa l'elemento determinante per la riuscita di un qualsiasi tipo di allenamento che, in termini pratici, si traduce in una vittoria sportiva. Inoltre, una preparazione mentale, per quanto corretta e articolata, non dovrebbe essere sostitutiva di uno specifico e costante allenamento fisico in cui c'è una continua stimolazione anche dei sistemi sensoriali, soprattutto propriocettivi e somato-sensitivi, che consentono di attivare quei circuiti motori indispensabili per il perfezionamento delle abilità motorie.

Bibliografia

1. Jeannerod M (1994) The representing brain: neural correlates of motor intention and imagery. Behav Brain Sci 17:187–245
2. Jeannerod M (1995) Mental imagery in the motor context. Neuropsychologia 33:1419–1432
3. Roland PE, Larsen B, Lassen NA, Skinhøj E (1980) Supplementary motor area and other cortical areas in organization of voluntary movements in man. J Neurophysiol 43:118–136
4. Decety J, Perani D, Jeannerod M et al (1994) Mapping motor representation with PET. Nature 371:600–602
5. Decety J, Grèzes J (1999) Neural mechanisms subserving the perception of human actions. Trends in Cogn Sci3:172–178
6. Debarnot U, Clerget E, Olivier E (2011) Role of the primary motor cortex in the early boost in performance following mental imagery training. PLoS One 6:e26717
7. Lorey B, Pilgramm S, Bischoff M et al (2011) Activation of the parieto-premotor network is associated with vivid motor imagery – a parametric FMRI study. PLoS One 6:e20368
8. Leggio MG, Molinari M, Neri P et al (2000) Representation of actions in rats: the role of cerebellum in learning spatial performances by observation. Proc Natl Acad Sci USA 97:2320–2325
9. Chang Y, Lee JJ, Seo JH et al (2010) Neural correlates of motor imagery for elite archers. NMR Biomed [Epub ahead of print]
10. Parsons LM, Fox PT, Downs JH et al (1995) Use of implicit motor imagery for visual shape discrimination as revealed by PET. Nature 375:54–58
11. Decety J, Michel F (1989) Comparative analysis of actual and mental movement times in two graphic tasks. Brain Cogn 11:87–97
12. Decety J, Jeannerod M, Prablanc C (1989) The timing of mentally represented actions. Behav Brain Res 34:35–42
13. Decety J, Jeannerod M, Germain M, Pastene J (1991) Vegetative response during imagined movement is proportional to mental effort. Behav Brain Res 42:1–5
14. Beyer L, Weiss T, Hansen E et al (1990) Dynamics of central nervous activation during motor imagination. Int J Psychophysiol 9:75–80
15. Yue G, Cole KJ (1992) Strength increases from the motor program: comparison of training with maximal voluntary and imagined muscle contractions. J Neurophysiol 67:1114–1123
16. Ranganathan VK, Siemionow V, Liu JZ et al (2004) From mental power to muscle power-gaining strength by using the mind. Neuropsychologia 42:944–956
17. Vogt S (1995) On relations between perceiving, imagining and performing in the learning of cyclical movement sequences. Br J Psychol 86:191–216
18. Yáguez L, Nagel D, Hoffman H et al (1998) A mental route to motor learning: improving trajectorial kinematics through imagery training. Behav Brain Res 90:95–106
19. Gentili R, Papaxanthis C, Pozzo T (2006) Improvement and generalization of arm motor performance through motor imagery practice. Neurosci 137:761–772
20. Shoenfelt EL, Griffith AU (2008) Evaluation of a mental skills program for serving for an intercollegiate volleyball team. Percept Mot Skills 107:293–306
21. Olsson CJ, Jonsson B, Nyberg L (2008) Internal imagery training in active high jumpers. Scand J Psychol 49:133–140
22. Munzert J, Zentgraf K, Stark R et al (2008) Neural activation in cognitive motor processes: comparing motor imagery and observation of gymnastic movements. Exp Brain Res 188:437–444
23. Gerardin E, Sirigu A, Lehericy S, et al (2000) Partially overlapping neural networks for real and imagined hand movements. Cereb Cortex 10:1093–1104
24. Ehrsson HH, Geyer S, Naito E (2003) Imagery of voluntary movement of fingers, toes, and tongue activates corresponding body-part-specific motor representations. J Neurophysiol 90:3304–3316

25. Arya KN, Pandian S, Verma R, Garg RK (2011) Movement therapy induced neural reorganization and motor recovery in stroke: a review. J Bodyw Mov Ther 15:528–537
26. Cicinelli P, Marconi B, Zaccagnini M et al (2006) Imagery-induced cortical excitability changes in stroke: a transcranial magnetic stimulation study. Cereb Cortex 16:247–253

Saper far fare e far ri-fare

A questo punto credo sia chiaro che i circuiti cerebrali che si attivano quando si osserva qualcuno svolgere un'azione sono gli stessi che entrano in gioco quando quella stessa azione viene realmente eseguita e in parte sovrapposti con quelli che si attivano quando l'azione viene immaginata.

A ognuno di voi, per motivi diversi e soprattutto in contesti differenti, sarà capitato di osservare qualcuno compiere una sequenza di movimenti con lo scopo di riuscire poi a eseguirla, sperimentando così cosa significhi apprendere attraverso l'osservazione. Chi si diverte nel *free climbing*, per esempio, è molto portato a osservare qualcun altro eseguire la sequenza di movimenti necessari per raggiungere le prese e arrivare ad attaccare la corda nel moschettone. Allo stesso modo, vi sarà capitato di dimostrare a un vostro amico come si esegue correttamente un'azione, un gesto, una procedura, per farla acquisire più velocemente. Nella Figura 8.1 a vediamo un'istruttrice di kayak fluviale dimostrare a un allievo come si esegue un nodo con la fettuccia. Possiamo prendere come esempio anche l'insegnamento del calcio circolare *mawashi geri*, una tecnica di base del karate, che viene insegnata utilizzando soprattutto un approccio dimostrativo (Fig. 8.1 b). È proprio su quest'aspetto di didattica dello sport che vorrei focalizzare l'attenzione perché in quasi tutte le discipline, gli istruttori, allenatori e maestri ricorrono, a volte anche in maniera intuitiva, a metodi illustrativi senza immaginare che il risultato raggiunto dipende da come viene illustrato il gesto. Oggi, grazie alle conoscenze sul sistema specchio, possiamo affermare che l'apprendimento per osservazione di compiti motori (e quindi anche l'acquisizione di come si esegue un gesto atletico) segue delle precise regole, determinate proprio dalle caratteristiche dei neuroni specchio.

8.1 Apprendimento per osservazione e imitazione dell'azione

Molti confondono l'apprendimento per osservazione di sequenze motorie con l'imitazione delle stesse. Nonostante entrambi i processi chiamino in causa simili, ma non identici, circuiti cerebrali, l'apprendimento per osservazione e l'imitazione di azioni si differenziano per la richiesta cognitiva che rispettivamente richiedono.

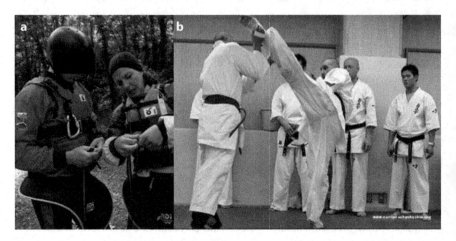

Fig. 8.1 Apprendimento attraverso l'osservazione nella didattica sportiva. Le foto sono state scattate durante un corso di kayak avanzato (**a**) (l'istruttrice illustra come si esegue un nodo con la fettuccia) e di una lezione di karate in una palestra giapponese (**b**). *Per gentile concessione di Massimo Bianchi (**a**) e Andrzej Zacharski (**b**)*

L'*apprendimento di azioni per osservazione* è un processo cognitivo di acquisizione di nuove informazioni e/o il perfezionamento delle stesse. Anche in virtù dei meccanismi chimici e di plasticità neuronale che comporta, appartiene a un processo cognitivo più ampio, ossia quello *mnesico* in cui le informazioni (in questo caso, sequenze motorie) devono prima essere acquisite e immagazzinate e successivamente elaborate, così da essere richiamate/riutilizzate (eseguite) al momento opportuno [1]. I circuiti neuronali che entrano in gioco durante l'osservazione di compiti motori riguardano soprattutto le aree premotorie, le aree parietali posteriori e prefrontali, nonché il cervelletto, sede per eccellenza dell'apprendimento motorio. Inoltre, l'apprendimento per osservazione di azioni, essendo una forma di acquisizione, determina comportamenti motori che possono essere migliorati con la pratica e l'esercizio e pertanto segue una serie di tappe che ripercorrono quelle che si verificano durante un apprendimento senza osservazione. In genere, quando impariamo un compito motorio, transitiamo da una fase di acquisizione cosciente a una in cui i movimenti diventano automatici. Prendiamo come esempio la guida dell'automobile. Vi sarà capitato che durante le prime lezioni per cambiare marcia non solo verbalizzavamo coscientemente il gesto ma, cosa ancora più terribile, spostavamo lo sguardo sul cambio, rischiando di andare a sbattere. Poi "magicamente", abbiamo iniziato a scalare automaticamente la marcia e ad accorgerci contestualmente del colore del semaforo.

L'*imitazione di azioni* è un processo di tutt'altra natura, in cui l'azione osservata viene immediatamente riproposta. Mentre nell'apprendimento per osservazione, l'azione osservata per essere appresa, immagazzinata, elaborata e recuperata, deve essere necessariamente capita, nell'imitazione di azioni, tale requisito non è indispensabile. Possiamo infatti ripetere un gesto di cui non capiamo il significato. Molte volte da piccoli siamo stati sgridati perché imitavamo dei gesti scurrili fatti da altri senza sapere che cosa volessero significare. In ogni caso, se il gesto osservato è semplice, siamo in grado di memorizzarlo, se invece è più complesso, il più delle volte per rifarlo dobbiamo rivederlo. Prendiamo per esempio il segno della croce, in cui una precisa sequenza di movimenti esprime un significato. Se viene visto da una persona indigena è probabile che questa, dopo averlo osservato, lo riproponga. Ma se il giorno dopo gli si chiede di ripeterlo, quasi sicuramente non se lo ricorderà. L'indigeno ha imitato, ma non ha appreso il gesto perché non ne ha compreso il significato. In letteratura ci sono moltissime evidenze che documentano come l'imitazione dell'azione sia presente fin dalle prime ore di vita[1], suggerendo che tale processo sia innato. Un lattante di soli 42 minuti di vita è già in grado di imitare le espressioni della faccia, come la lingua protrusa e la bocca aperta [2].

A conferma della diversità dei due fenomeni, ci sono chiare evidenze scientifiche. Infatti, durante compiti di imitazione è quasi del tutto assente la partecipazione del cervelletto [3], che abbiamo detto essere indispensabile per l'apprendimento. È ovvio che "imitando e imitando" qualcosa alla fine si impara, ma i tempi di acquisizione sono più lunghi rispetto all'osservazione di azioni eseguite con un certo criterio che a breve analizzeremo.

8.2 Apprendimento per osservazione: paradigmi sperimentali a confronto

In linea generale, nuove competenze possono essere acquisite attraverso l'esperienza o attraverso l'osservazione di azioni eseguite da altri [4-6]. Sorprendentemente l'apprendimento di comportamenti è verificabile in quasi tutte le specie viventi. Il famoso neuroscienziato austriaco naturalizzato statunitense Eric Richard Kandel[2] ha dimostrato che anche gli esseri invertebrati sono capaci di apprendere semplici comportamenti motori scoprendo i meccanismi chimici e molecolari alla base di tali fenomeni [7]. I primi studi di apprendimento per osservazione sono stati condotti proprio sugli invertebrati. Due ricercatori italiani, Graziano Fiorito e Pietro Scotto, sono riusciti a dimostrare, con un ingegnoso esperimento, che addirittura un polpo riesce ad acquisire un comportamento adattativo attraverso l'osservazione di un conspecifico che lo mette in atto [8]. Gli animali, eccetto gli invertebrati che hanno un sistema nervoso molto semplice e non omologo al nostro, sono capaci di apprendere attraverso l'osservazione anche comportamenti complessi, come per esempio quelli finalizzati al raggiungimento di un target, come un pezzettino di cibo o un oggetto. Ho avuto la fortuna di formarmi in un laboratorio in cui si è messo a punto il primo paradigma sperimentale per valutare negli animali l'apprendimento di *procedure cognitivo-motorie*[3] proprio attraverso l'osservazione. I neuroscienziati Laura Petrosini, Marco Molinari e Maria G. Leggio hanno fatto osservare ad alcuni ratti il comportamento di un conspecifico im-

---

[1] Molti pensano che appena nati non si è in grado di vedere, invece si percepiscono molto bene le differenze di luminosità nonostante l'acuità visiva non sia ancora matura.
[2] Eric Richard Kandel per i suoi importanti contributi ha ottenuto, nel 2000, il Nobel per la medicina.
[3] In psicobiologia, eseguire una procedura equivale a mettere in atto una serie di atti motori in genere finalizzati al raggiungimento di un fine.

pegnato a ricercare una piattaforma nascosta dentro una grossa vasca riempita di acqua e latte [4]. Tale test, ideato negli anni '80 dal neurobiologo scozzese Richard Morris, a quel tempo un giovane ricercatore, si chiama appunto *labirinto ad acqua di Morris*, meglio conosciuto con la dizione inglese di *Morris water maze* (MWM) [9]. In questo compito, un animale normale apprende la localizzazione della piattaforma dopo diverse prove, arrivandoci ogni volta con una traiettoria sempre meno articolata, mettendo quindi in atto procedure sempre più dirette[4]. Infatti, all'inizio nuota soprattutto vicino al bordo della vasca (esegue una ricerca periferica), in una fase successiva esplora tutte le porzioni (ricerca estesa), poi concentra la sua ricerca vicino al punto in cui è localizzata la piattaforma (ricerca ristretta), infine, la trova con una traiettoria lineare (ricerca diretta) impiegando solo 3 secondi! Ritornando all'esperimento, Petrosini e colleghi sono riusciti a far osservare dall'alto queste diverse fasi di acquisizione della piattaforma, inserendo gli animali dentro una gabbia appesa al soffitto avente un pavimento trasparente (Fig. 8.2 a). In questo modo, gli animali potevano osservare, nei loro conspecifici, o l'evolversi delle procedure necessarie al raggiungimento della piattaforma oppure vedere un solo modo per raggiungerla. Si è evidenziato che i ratti osservatori, una volta inseriti in acqua, mettevano in atto la stessa sequenza di procedure o la stessa strategia osservata (Fig. 8.2 a). Inoltre, con questo paradigma si è dimostrato che, anche nel caso dell'apprendimento per osservazione, il cervelletto svolge un ruolo fondamentale nella fase di acquisizione delle informazioni spaziali, in questo caso di procedure cognitivo-motorie [4, 12, 13]. Per esempio, se a un animale veniva fatta osservare solo la strategia di ricerca ristretta e successivamente gli si lesionava il cervelletto, dopo la stabilizzazione della sintomatologia, quando veniva testato nel MWM, sorprendentemente, anziché nuotare in periferia esibendo traicttorie circolari e stereotipate (come in genere fa un animale cerebellare che non ha mai eseguito il MWM), ricercava la piattaforma servendosi proprio della strategia ristretta, quella cioè che aveva osservato. Aveva appreso, attraverso l'osservazione, un modo per raggiungere la piattaforma. Se invece l'animale prima veniva lesionato e poi sottoposto al training di osservazione, quando eseguiva il MWM esibiva il nuoto periferico caratteristico di un animale cerebellare. Non aveva appreso come si arrivava alla piattaforma perché le sue circuitazioni cerebellari erano state interrotte (Fig. 8.2 b). Questo paradigma sperimentale è stato successivamente riprodotto nell'uomo, ovviamente con modalità diverse. Sempre la neuroscienziata Laura Petrosini, insieme con altri ricercatori italiani esperti di TMS, ha valutato, attraverso questa metodica, i circuiti cerebrali sottostanti l'apprendimento per osservazione di un compito visuo-motorio [5, 14]. In particolare, i partecipanti dovevano osservare lo sperimentatore acquisire una sequenza di venti quadratini al computer, un "serpentello" per utilizzare la terminologia degli autori. È stato evidenziato che, se questo compito veniva osservato *senza* cervelletto o corteccia

---

[4] L'acquisizione di *come* l'animale si muove nello spazio (vasca) per raggiungere (o evitare) indizi spaziali (piattaforma) è un *apprendimento spaziale procedurale*, mentre la localizzazione sempre più precisa di *dove* sia il target (piattaforma) è un *apprendimento spaziale dichiarativo*. Questi tipi di apprendimento hanno correlati anatomici differenti. In genere, l'apprendimento procedurale dipende dall'integrità delle circuitazioni cerebellari [10] e, a seconda della fase di acquisizione, anche da quelle striatali [11], mentre quello dichiarativo localizzatorio è mediato dalle circuitazioni ippocampali [9].

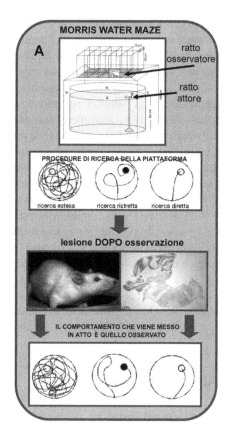
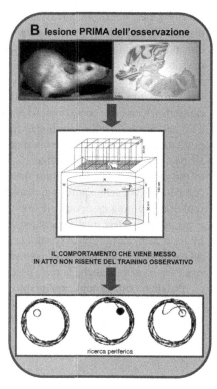

Fig. 8.2 Un paradigma sperimentale per valutare l'apprendimento per osservazione nel ratto. Spiegazione dell'esperimento nel testo. Nell'immagine c'è una fotografia di una sezione coronale di cervello di ratto in cui è visibile l'estensione della lesione cerebellare. *Modificata da [4], con autorizzazione, © National Academy of Sciences, USA*

prefrontale dorso-laterale (e questo è stato possibile grazie agli effetti della TMS), il training osservativo non aveva effetto sulla successiva prestazione dell'osservatore. Significativi invece erano gli effetti di un training osservativo senza disconnessione cerebellare e corticale prefrontale, suggerendo quindi un importante coinvolgimento di queste aree cerebrali nell'acquisizione di abilità visuo-motorie.

8.3 Le regole del saper far fare

L'osservazione di un'azione determina l'attivazione del sistema specchio. Se l'intento dell'osservazione è quello dell'acquisizione di una sequenza di atti motori, allora entrano in gioco anche i circuiti cerebrali sottostanti l'apprendimento. In questo modo, l'azione non è semplicemente osservata, ma anche appresa. Ma come deve essere condotto un training di osservazione di un'abilità motoria affinché questa venga interiorizzata? Per rispondere è necessario tenere conto delle conoscenze scientifiche disponibili riguardo ai processi neuronali sottostanti il sistema specchio e l'apprendimento. In primo luogo, infatti, l'osservazione deve produrre l'attivazione del sistema specchio. Pertanto, l'osservatore deve osservare atti motori e/o azioni e non singoli movimenti da cui non può ricavare lo scopo finale. Inoltre, l'osservatore deve osservare atti motori e/o azioni i cui movimenti appartengono al proprio repertorio motorio. Senza queste due condizioni, il sistema specchio non si attiva in maniera funzionale e l'osservazione di un'azione non ha affeti sul relativo apprendimento. Una volta poi, prodotta l'attivazione del sistema specchio, è necessario avviare i processi di acquisizione, cioè iniziare l'apprendimento. In realtà queste due fasi sono sovrapposte e molto più complesse di come sono descritte qui. Nonostante alcune informazioni e competenze vengano apprese in maniera del tutto inconsapevole, per valutare gli effetti di un training osservativo è importante che l'osservatore sia consapevole e motivato ad apprendere quello che sta vedendo. Il processo di apprendimento, soprattutto motorio, richiede inoltre una continua sperimentazione, cioè un continuo esercizio cognitivo-motorio dell'abilità da acquisire, per cui è ragionevole e necessario affiancare all'osservazione anche la reale esecuzione dell'azione osservata.

Proviamo ora ad applicare quanto detto all'insegnamento della pagaiata in avanti, che è una tecnica fondamentale del kayak fluviale. Questo fondamentale consente al kayaker di far avanzare l'imbarcazione in linea retta. Nella Figura 8.3 sono

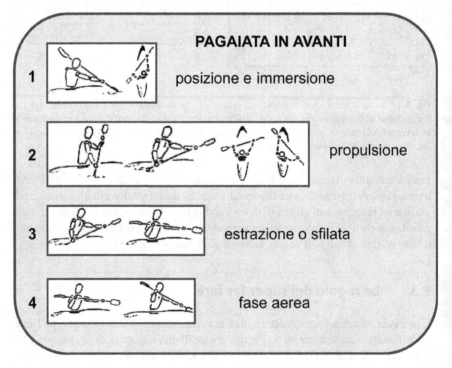

Fig. 8.3 Gli atti motori della pagaiata avanti. *Fonte: Manuale per gli Istruttori, Federazione Italiana Canoa Turistica, FICT, 2000*

descritte e illustrate le quattro fasi o, se preferite, i 4 atti motori che compongono l'azione della pagaiata in avanti. Quello che emerge è che ogni atto motorio, dall'immersione alla fase aerea, richiede il movimento di diverse articolazioni. In base a quanto detto, affinché l'osservazione produca un risultato significativo sull'apprendimento, l'allievo deve osservare l'istruttore pagaiare in avanti. A sua volta, l'istruttore deve dimostrare in maniera fluida, coordinata, sincrona e corretta, i diversi atti motori che compongono l'azione (della pagaiata in avanti). Inoltre, l'osservazione deve essere complementare alla reale portata di esecuzione dell'allievo che sperimenta sotto la visione critica dell'istruttore che, a sua volta, eventualmente corregge e dimostra nuovamente l'azione. Tutto questo però dovrebbe essere successivo alla conoscenza da parte dell'istruttore delle capacità motorie dell'allievo. Nella pagaiata in avanti, per esempio, risulta fondamentale la rotazione del tronco. Pertanto l'istruttore deve accertarsi che tale competenza sia matura e presente nell'allievo e in caso intervenire con specifici esercizi preliminari.

L'apprendimento per osservazione produce effetti anche se si osserva un'azione i cui movimenti o atti motori non appartengono al repertorio motorio dell'osservatore? Sulla base delle nostre conoscenze possiamo affermare che l'effetto migliorativo non è eclatante e, inoltre, da un punto di vista di metodologia didattica non è poi molto conveniente. Però esistono situazioni in cui l'allievo deve apprendere una tecnica difficile da spiegare a voce e di cui non ha mai fatto esperienza dei singoli movimenti. In questo caso, il metodo illustrativo si rivela anche l'unico possibile. Rimanendo sempre in ambito canoistico, un esempio di tale condizione è l'insegnamento dell'*eskimo*, la manovra di raddrizzamento del kayak a seguito di un ribaltamento dello stesso che si esegue rimanendo seduti senza uscire dal kayak e recuperando la posizione di equilibrio con la pagaia o, i più bravi, anche solo con le mani. Tale tecnica quindi si esegue in buona parte sotto l'acqua con la testa all'ingiù e non credo che siano tanti coloro che hanno esperienza di muoversi in questa condizione. Pertanto la conoscenza motoria, per esempio della forza e della velocità dei singoli movimenti è tutta da sviluppare e da acquisire. Questo può essere possibile utilizzando una sorta di stratagemma didattico, ossia dividendo le singole fasi dell'azione dell'eskimo. Per utilizzare la terminologia di Giacomo Rizzolatti, si dovrebbero prima scomporre le parole (gli atti motori) in sillabe (movimenti), poi acquisire le sillabe, ricomporle di nuovo in parole e capire come organizzare la frase (azione). In questo tipo di acquisizione, sicuramente più lenta, l'osservazione dell'azione accelera il processo di acquisizione.

8.4   Saper far ri-fare

L'apprendimento per osservazione non è solo un metodo didattico. Recenti evidenze cliniche lo considerano anche un potente strumento riabilitativo che permette di *ri-fare* le competenze motorie perse a seguito di un danno cerebrale. Anche in questo contesto, però, è importante considerare il codice di applicazione, visto che sappiamo che l'oggetto dell'osservazione deve avere connotati finalistici e rientrare nel bagaglio motorio dell'osservatore. Il primo aspetto è facilmente applicabile, il secondo più difficile dal momento che l'osservazione viene fatta da una persona con deficit motori. Il fattore motivazione ovviamente deve essere mantenuto vivo, così come l'attenzione durante l'osservazione. Studi finalizzati a tracciare un protocollo osservativo di base in ambito riabilitativo non ce ne sono e questo probabilmente perché le patologie sono molteplici e l'individuo è unico. Però, le equipe riabilitative composte in genere da neurologi, fisiatri, fisioterapisti ecc. stanno sfruttando le conoscenze scientifiche per cercare un'applicazione concreta del recupero di funzione tramite osservazione. Per esempio, il neuroscienziato Giovanni Buccino, insieme con alcuni suoi colleghi, ha dimostrato gli effetti positivi di un intensivo training osservativo di azioni eseguite con le mani (seguite dalla reale riproduzione) in pazienti affetti da ictus con disabilità motoria degli arti superiori [15]. La comprensione delle azioni osservate si è anche rivelata fondamentale nella terapia riabilitativa del *freezing* della marcia nei pazienti parkinsoniani. In parole povere, il freezing è un blocco del movimento ed è caratteristico di chi è affetto dalla malattia di Parkinson. Tale disturbo si manifesta nell'incapacità di dare avvio alla locomozione o nel bloccarsi per alcuni secondi durante un tragitto. Il neurologo italiano Giovanni Abbruzzese e i suoi colleghi hanno fatto osservare, ai loro pazienti parkinsoniani, in maniera sistematica e continua nel tempo, diversi video-clip in cui si eseguivano strategie motorie per contrastare il freezing. Tale protocollo, affiancato anche da specifici esercizi, ha consentito di ridurre la frequenza di questi episodi [16].

L'osservazione di azioni eseguite da altri, affiancata anche da ulteriori tecniche riabilitative, favorisce e accelera il recupero della funzionalità motoria probabilmente perché va a stimolare il sistema specchio e quindi a riattivare, sebbene in maniera indiretta, le circuitazioni motorie alla base del movimento.

Cosa succede invece se il paziente con deficit motorio osserva se stesso eseguire l'azione o l'atto motorio? Qualcuno potrebbe pensare che questa domanda possa essere una contraddizione visto che l'osservatore che al tempo stesso è anche l'esecutore ha un problema motorio. In realtà, sono presenti evidenze riguardo ad alcuni pazienti emiplegici, cioè coloro i quali presentano il deficit motorio solo in un lato del corpo. È stato dimostrato che se questi vengono posizionati davanti a uno specchio e istruiti a eseguire determinati atti motori, ottengono significativi risultati nel recupero della funzione motoria. Come? Ciò accade perché l'osservazione del movimento dell'arto sano viene riflesso nello specchio e così il paziente ha l'*impressione* che l'arto paretico si stia muovendo. Tale sentire equivarrebbe a stimolare il sistema specchio. Questo approccio riabilitativo si chiama *mirror therapy* [17-20] che, a onore del vero, è stato utilizzato per la prima volta, subito dopo la scoperta dei neuroni specchio, dal celebre neurologo indiano Vilayanur S. Ramachandran[5], che se ne è servito, in via dei tutto sperimentale, per la riabilitazione del dolore da arto fantasma[6] [17]. Ramachandran, basandosi sulle evidenze dei suoi pazienti che riferivano sensazioni dolorose all'arto mancante e non riuscivano ovviamente a muoverlo, provò a ricreare l'immagine dell'arto attraverso una serie di specchi (Fig. 8.4) [20]. In

---

[5] Vedi Box 6.2.
[6] **Ricorda**: dopo l'amputazione di un arto si può comunque continuare a sentirlo, avvertendone la presenza, il movimento e le sensazioni, anche dolorose, e visto che non c'è più si chiama "arto fantasma".

Fig. 8.4 Esempio di *mirror therapy*

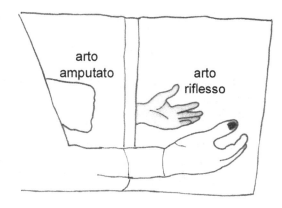

arto
amputato

arto
riflesso

questo modo il paziente vedeva due mani muoversi e aveva l'illusione di eseguire i movimenti anche con l'arto amputato, liberandosi così dalla sensazione dolorosa. Secondo il neurologo indiano, in assenza del feedback propriocettivo e tattile, sarebbe

Box 8.1 - L'osservazione di azioni nella disabilità intellettiva
Da quanto trattato, sembra proprio che l'osservazione di azioni abbia effetti positivi sull'apprendimento e sul miglioramento di nuove abilità motorie, nonché sul recupero della funzione motoria.
Date le molteplici e documentate evidenze, questo tipo di approccio, di cui ora si conosce anche il substrato neuronale, potrebbe essere esteso in altri settori. Tra questi, l'ambito clinico-ribilitativo riguardante i bambini con disabilità intellettiva o ritardo nello sviluppo. Nonostante la quasi certezza che l'apprendimento per osservazione rappresenti un vero e proprio "acceleratore" di apprendimento motorio, sono ancora pochi i clinici che lo inseriscono nei loro strumenti riabilitativi. Purtroppo ancora si ritiene che le competenze motorie e cognitive siano distaccate e processate dal nostro cervello in maniera diversa. Invece, un disturbo della sfera cognitiva spesso si associa o si ripercuote in quella motoria e viceversa. Allo stesso modo, un disagio sociale e un'insofferenza emotiva possono intaccare altre sfere. Una volta escluse potenziali cause organiche, neurologiche, tossicologiche, infettive ecc., l'ambiente ha, infatti, una marcata influenza sullo sviluppo. Tuttavia in letteratura sono presenti alcuni studi che analizzano gli effetti di training osservativi in protocolli riabilitativi riguardanti lo sviluppo. Nota di attenzione merita una ricerca condotta da un famoso neurologo italiano, Stefano Vicari, insieme con la psicologa Deny Menghini e alla neuroscienziata Laura Petrosini, sull'apprendimento osservativo nei bambini dislessici [6]. Sappiamo che la *dislessia evolutiva* è una difficoltà nella lettura in assenza di specifici deficit sensoriali e neurologici che compromette la rapidità e la correttezza con cui

si legge. Gli autori hanno utilizzato lo stesso compito visuo-motorio descritto all'inizio di questo capitolo [5, 14], in cui si acquisisce una sequenza di venti elementi al computer attraverso l'osservazione. In questo studio sono state utilizzate tre condizioni sperimentali. Nella prima i bambini dislessici apprendevano la sequenza soltanto con l'esercizio, per tentativi ed errori, nella seconda eseguivano il compito al computer dopo averlo osservato eseguire dallo sperimentatore e, infine, nella terza condizione si esercitavano prima nell'acquisizione della sequenza, poi nell'osservazione delle sequenza eseguita dallo sperimentatore e infine di nuovo nell'esecuzione. Si è evidenziato che i bambini dislessici, a differenza dei loro coetanei con sviluppo tipico, traevano un beneficio dall'osservazione solo se questa era preceduta dall'esercizio [6], suggerendo ancora una volta che l'esperienza motoria giochi un ruolo chiave nei meccanismi sottostanti l'attivazione del sistema specchio anche nella dislessia evolutiva.

solo la vista a fornire l'informazione sensoriale per il controllo del movimento, la quale, sommata all'attivazione del sistema specchio, fornirebbe ai pazienti l'illusione di avere ancora un arto che risponda ai loro comandi [20].

Bibliografia

1. Mandolesi L, Passafiume D (2004) Psicologia e psicobiologia dell'apprendimento. Springer-Verlag, Milano
2. Meltzoff AN (2002) Elements of a developmental theory of imitation. In: Prinz W, Meltzoff AN (eds) The imitative mind: development, evolution and brain bases. Cambridge University Press, Cambridge
3. Miall RC (2003) Connecting mirror neurons and forward models. Neuroreport 14:2135–2137
4. Leggio MG, Molinari M, Neri P et al (2000) Representation of actions in rats: the role of cerebellum in learning spatial performances by observation. Proc Natl Acad Sci USA 97:2320–2325
5. Petrosini L (2007) "Do what I do" and "do how I do": different components of imitative learning are mediated by different neural structures. Neuroscientist 13:335–348
6. Menghini D, Vicari S, Mandolesi L, Petrosini L (2011) Is learning by observation impaired in children with dyslexia? Neuropsychologia 49:1996–2003
7. Kandel ER (2003) I meccanismi cellulari dell'apprendimento e le basi biologiche dell'individualità. In: Kandel ER, Schwartz JH, Jessel TM (eds) Perri V, Spidalieri G (ed italiana) Principi di neuroscienze. Casa Editrice Ambrosiana, Milano
8. Fiorito G, Scotto P (1992) Observational learning in Octopus vulgaris. Science 256:545–547
9. Morris RGM, Garrud P, Rawlins JNP, O'Keefe J (1982) Place navigation impaired in rats with hippocampal lesions. Nature 297:681–683
10. Petrosini L, Molinari M, Dell'Anna ME (1996) Cerebellar contribution to spatial event processing: Morris water maze and T-maze. Eur J Neurosci 9:1882–1896
11. Ragozzino M E, Ragazzino KE, Mizumori SJY, Kesner RP (2002) Role of the dorsomedial striatum in behavioral flexibility for response and visual cue discrimination learning. Behav Neurosci 116:105–115
12. Graziano A, Leggio MG, Mandolesi L et al (2002) Learning power of single behavioral units

in acquisition of a complex spatial behavior: an observational learning study in cerebellar-lesioned rats. Behav Neurosci 116:116–125

13. Petrosini L, Graziano A, Mandolesi L et al (2003) Watch how to do it! New advances in learning by observation. Brain Res Brain Res Rev 42:252–264

14. Torriero S, Oliveri M, Koch G et al (2007) The what and how of observational learning. J Cogn Neurosci 19:1656–1663

15. Franceschini M, Agosti M, Cantagallo A et al (2010) Mirror neurons: action observation treatment as a tool in stroke rehabilitation. Eur J Phys Rehabil Med 46:517–523

16. Pelosin E, Avanzino L, Bove M et al (2010) Action observation improves freezing of gait in patients with Parkinson's disease. Neurorehabil Neural Repair 24:746–752

17. Ramachandran VS, Rogers-Ramachandran D, Cobb S (1995) Touching the phantom limb. Nature 377:489–490

18. Ramachandran VS (1996) What neurological syndromes can tell us about human nature: some lessons from phantom limbs, capgras syndrome, and anosognosia. Cold Spring Harb Symp Quant Biol 61:115–134

19. Altschuler EL, Wisdom SB, Stone L et al (1999) Rehabilitation of hemiparesis after stroke with a mirror. Lancet 353:2035–2036

20. Ramachandran VS, Altschuler EL (2009) The use of visual feedback, in particular mirror visual feedback, in restoring brain function. Brain 132:1693–1710

Migliorare e proteggere le abilità motorie 9

Come migliorare, proteggere e recuperare le abilità motorie è stato oggetto di studio più o meno diretto nei capitoli precedenti. Se ricordate, l'apprendimento per osservazione, la *motor imagery*, la *mirror therapy* ecc., sono stati descritti proprio in questa chiave. Inoltre, abbiamo visto come tali strumenti didattici e, al tempo stesso, terapeutici e riabilitativi, si basino molto sull'attivazione del sistema specchio, che comunque, per quanto fondamentale per la vita dell'individuo (addirittura lo abbiamo visto protagonista nella percezione del linguaggio), non rappresenta l'unico correlato biologico del nostro comportamento. Per esempio, quando compiamo un'azione oppure vogliamo raggiungere un punto, imparare una tecnica sportiva, perfezionarla ecc., entrano in gioco anche altri meccanismi neuronali, molto probabilmente correlati all'attivazione del sistema specchio, ma al tempo stesso indipendenti da esso. È proprio su questi diversi processi cerebrali, che fra breve analizzeremo, che sono stati ideati e, in un certo senso, costruiti altri strumenti di "potenziamento" motorio finalizzati a migliorare le abilità motorie, a contrastare i fenomeni neurodegenerativi, a recuperare gli schemi motori interrotti o arrugginiti dal tempo.

La maggior parte di questi approcci si basa sul concetto che stimolando il cervello, questo, essendo plastico, si potenzia, aumentando e consolidando le connessioni sinaptiche. In questa chiave, le esperienze fatte, ma soprattutto quelle che si possono realizzare, sarebbero il fattore determinante per l'instaurarsi dei fenomeni di plasticità neuronale e dei meccanismi di consolidamento mnesico e sarebbe proprio il vissuto dell'individuo ad aumentare, preservare e recuperare anche le capacità cognitivo-motorie. A determinare il nostro comportamento, infatti, non sono solo i fattori genetici, ma anche l'ambiente che ci circonda e persino come ci muoviamo in esso. L'interazione tra genetica e ambiente quindi si traduce in fenomeni di neuroplasticità. In quest'ottica, molti neuroscienziati si sono focalizzati sull'analisi dei fattori che partecipano alla costruzione dell'esperienza e, tra questi, l'attività motoria sembra giocare un ruolo fondamentale, nonostante, vedremo, sia importante favorire l'interazione di tutte le diverse variabili (motorie, cognitive, affettive, relazionali ecc.) che ovviamente insieme con i fattori genetici contribuiscono ai cambiamenti plastici a livello cerebrale. Tale approccio è totalmente nuovo e si stanno sviluppando diversi e interessanti filoni di ricerca. Per esempio, alcuni studiosi stanno valutando se un appropriato esercizio fisico sia in grado di favorire da solo (senza quindi una stimolazione cognitiva e sociale) i fenomeni di neuroplasticità e al tempo stesso se sia anche protettivo in presenza di alcune malattie neurodegenerative. Altri, invece, stanno esaminando se esistano ulteriori fattori che possano contribuire ad attivare i processi di plasticità cerebrale, come una dieta ricca di omega-3 o di altre sostanze disponibili negli alimenti "più sani". La ricerca è, quindi, in continuo fermento e, come spesso succede, sta procedendo con nuove indagini e sperimentazioni senza avere chiarito e compreso del tutto i risultati ottenuti.

Lo scopo di questo capitolo è proprio quello di spiegare i risultati più significativi e utili per chiarire l'importanza dell'esperienza sulla plasticità cerebrale e soprattutto per far luce sul ruolo svolto dall'attività motoria. Iniziamo, quindi, con l'analisi dei modelli animali di "arricchimento ambientale" che ci permettono di valutare analiticamente i diversi fattori dell'esperienza e renderci, quindi, concretamente conto di quali siano gli effetti neuroplastici da essa determinati.

9.1   Modelli animali di arricchimento ambientale

In primo luogo dobbiamo capire cosa si intende per *modello animale*. In questo libro ne sono già stati trattati di vari, come quello della emicerebellectomia nel ratto, in cui l'animale viene sottoposto a lesione cerebellare. Questo modello consente di valutare, per esempio, il comportamento in alcuni test per analizzare varie funzioni (cognitivo-motorie, attentive, mnesiche ecc.), oppure osservare l'azione di determinati farmaci sull'attività motoria e, ancora, esaminare i fenomeni di plasticità neuronale [1-4]. Quindi, un modello animale, in generale, rappresenta un valido strumento di ricerca perché, mimando determinate condizioni patologiche, può aiutare a comprenderle più a fondo. Non dimentichiamo che le caratteristiche dei neuroni in F5 sono state proprio scoperte nella scimmia, per l'appunto un modello animale.

Invece, per *modello animale di arricchimento ambientale* si intende l'utilizzo di animali (normali o lesionati) inseriti in quella che lo psicologo americano di fama mondiale Mark Richard Rosenzweig (1922-2009) aveva definito "una combinazione di complesse stimolazioni inanimate e sociali" [5], ossia una "realtà" molto ricca di stimoli in cui l'animale viene continuamente esposto a una serie di esperienze molteplici. In questo modo si riesce ad analizzare il diverso peso che ogni componente (a cui è esposto l'animale) ha nel modulare il comportamento e nel rafforzare o indebolire alcune connessioni cerebrali.

Una piccola parentesi riguarda le osservazioni dello psicologo canadese Donald Olding Hebb[1] (1904-1985) che fornì la prima evidenza degli effetti positivi di un ambiente arricchito. Infatti, nei sui scritti si legge come i ratti che aveva portato a casa per farne animali domestici mostravano prestazioni comportamentali migliori rispetto ai loro compagni di gabbia rimasti in laboratorio [6]. Fu proprio da questa

---

[1] Donald Olding Hebb ha portato un enorme contributo alla comprensione dei meccanismi di plasticità cerebrale. Vedi Capitolo 10, Paragrafo 10.1.

osservazione, non proprio scientifica, che nacque il concetto sperimentale di ambiente arricchito, ripreso poi da Rosenzweig. Indirettamente anche i premi Nobel per la medicina nel 1981, David Hunter Hubel e Torsten Nils Wiesel, studiando gli effetti dell'esperienza visiva sulla struttura cerebrale, evidenziarono come la deprivazione visiva selettiva in fasi "critiche" dello sviluppo abbia effetti sull'anatomia e sulla fisiologia della corteccia visiva, dimostrando così che l'ambiente rappresenta un fattore determinate per lo sviluppo cerebrale [7]. Se veicoliamo questi risultati in ambito umano, non servono sofisticate dimostrazioni per evidenziare come, durante le prime fasi di vita, la libertà di movimento e di comunicazione, insieme con le continue sollecitazioni che un ambiente complesso e ricco di stimoli è in grado di offrire, permettano un aumento delle connessioni neuronali, traducibile in un ottimale raggiungimento delle tappe dello sviluppo motorio, sensoriale e cognitivo.

Per creare un *setting* sperimentale di arricchimento ambientale è importante che ci sia una sorta di interazione sociale fra gli animali della stessa gabbia, che questi abbiano la possibilità di esplorarla e che vi trovino oggetti nuovi e stimolanti, e, non come ultimo fattore, che facciano una considerevole attività motoria. Pertanto gli "animali arricchiti" devono vivere in gruppi, in grandi gabbie in cui sono accessibili oggetti di varia natura, continuamente spostati e rinnovati, così come tunnel, ruote, tubi ecc. (Fig. 9.1). In questo modo si riesce a mimare abbastanza fedelmente la stimolazione a cui noi esseri umani siamo costantemente sottoposti [8]. Una vita di gruppo favorisce negli animali una gerarchia sociale, in cui c'è la figura

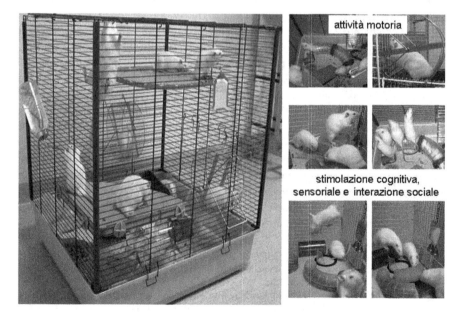

Fig. 9.1 Modello animale di arricchimento ambientale. Nella foto sono visibili ratti albini Wistar allevati secondo un paradigma di arricchimento in cui tutte le componenti (motorie, sociali, cognitive ecc.) vengono stimolate. *Modificata da [8], con autorizzazione*

dominante che gestisce e decide gli spazi e quando (e quanto) mangiare. Questo corrisponderebbe alla nostra vita sociale, in cui ci troviamo qualche volta a essere leader, qualche altra volta a "subire" e a condividere. La continua interazione con oggetti nuovi, ognuno con caratteristiche fisiche e funzionali diverse, consente agli animali di rapportarsi con qualcosa di nuovo e di generalizzare le loro conoscenze, probabilmente allo stesso modo in cui noi apprendiamo le informazioni dai libri, dalla televisione, dai giornali, di come usiamo gli utensili e ne comprendiamo il loro utilizzo, di come ci muoviamo all'interno di nuovi spazi, di come ci orientiamo in una città nuova, in sintesi di come acquisiamo nuove conoscenze. Ciò corrisponderebbe anche al diverso grado di istruzione raggiungibile con la scuola, l'università, i master, i corsi post-laurea ecc. Infine, il movimento degli animali tra i tunnel, le ruote, le scalette ecc., sarebbe un po' quello che facciamo quando, anziché prendere l'ascensore, saliamo le scale, quando decidiamo di andare in palestra o quando vogliamo raggiungere prestazioni sportive di alto livello intensificando l'allenamento. In tutta questa correlazione tra stile di vita arricchito degli animali e la nostra vita quotidiana, manca una misura diretta dell'attività emozionale e dei legami affettivi. Tali fattori non si possono correlare fedelmente, nonostante siano presenti sforzi sperimentali in tale direzione.

9.1.1   Fenomeni di plasticità cerebrale

I modelli animali di arricchimento ambientale consentono quindi di analizzare, oltre che il peso delle diverse variabili (sociali, cognitive, motorie ecc.), anche gli effetti dell'arricchimento sui fenomeni di plasticità cerebrale[2]. Diversi neuroscienziati hanno dimostrato che un'esposizione dalla nascita o dallo svezzamento o addirittura solo durante l'età avanzata produce effetti straordinari sia sulla struttura che sulla funzionalità cerebrale. Per esempio, in seguito all'arricchimento, si osserva un aumento dello spessore corticale e del peso del cervello [9] nonché l'aumento delle ramificazioni dei dendriti e l'incremento del numero di spine dendritiche (questi sono parametri sensibili a una maggiore ricezione neuronale e quindi, un loro aumento esprime una maggiore attività sinaptica del neurone) [10, 11]. In Figura 9.2 sono illustrate le modificazioni morfologiche a carico dei processi dendritici di un animale allevato in un ambiente arricchito fin dallo svezzamento. Sempre in figura è possibile confrontare l'aumento di tali cambiamenti morfologici con i normali processi dendritici di un animale allevato nelle condizioni standard di laboratorio[3] [11]. L'arricchimento ambientale determina anche fenomeni di neurogenesi, cioè di

---

[2] La *plasticità cerebrale* o *neuroplasticità* è la capacità del SNC di andare incontro a modificazioni strutturali, come per esempio un aumento (o una riduzione) del numero di connessioni neuronali o delle ramificazioni dendritiche.

[3] È importante sottolineare che le modificazioni morfologiche, soprattutto a carico dei processi dendritici, dipendono in gran parte dalla regione cerebrale considerata e dal tipo di arricchimento. Infatti, a seguito di una stimolazione esclusivamente basata sull'esercizio fisico, i cambiamenti neuroplastici più significativi si riscontrano soprattutto nella corteccia frontale, mentre una stimolazione più articolata evidenzia modificazioni anche nella corteccia parietale-posteriore [12].

Fig. 9.2 Esempio di plasticità cerebrale in seguito ad arricchimento ambientale. Nell'immagine è disegnato e fotografato un neurone di un ratto allevato in condizioni di arricchimento (*a sinistra*) e di un animale allevato secondo le procedure standard (*a destra*). *Nelle parti riquadrate* all'interno delle immagini si possono apprezzare le spine dendritiche. *Modificata da [11], con autorizzazione*

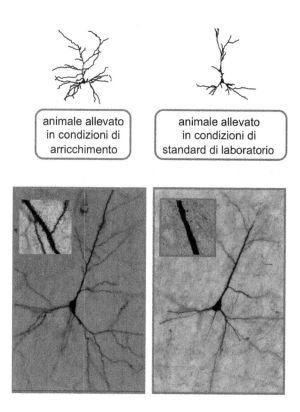

animale allevato in condizioni di arricchimento

animale allevato in condizioni di standard di laboratorio

generazione di nuovi neuroni[4] [9, 13, 14]. Un altro risvolto concreto dell'effetto di esperienze complesse riguarda l'aumento dei livelli di alcune sostanze neurotrofiche [12, 15, 16] che sono benefiche e protettive per il SNC. Il fattore neurotrofico[5] più conosciuto è il *fattore di crescita nervoso* (o *nerve growth factor*, NGF) implicato nei processi iniziali di sinaptogenesi e il cui aumento è fortemente correlato all'esperienza del soggetto. Ricordiamo che l'NGF è stato scoperto negli anni '50 dalla neuroscienziata italiana di fama mondiale Rita Levi Montalcini la quale si è meritata il massimo riconoscimento scientifico con il premio Nobel per la medicina nel 1986. Esperienze di vita complesse agiscono quindi su molecole essenziali per la plasticità in maniera del tutto fisiologica e naturale. Questo fa molto riflettere i neuroscienziati e, ovviamente, è di grande interesse clinico per la possibile applicazione di strumenti terapeutici nella prevenzione e cura di molte patologie neurologiche basati sull'esperienza e non sui farmaci.

I fenomeni plastici che si verificano nel cervello sono stati correlati con il comportamento e si è riscontrato che gli animali arricchiti esibiscono prestazioni di gran lunga

---

[4] **Ricorda**: fino a qualche decennio fa si riteneva che il bagaglio neuronale conquistato durante la vita intrauterina non potesse aumentare nel corso dell'esistenza dell'individuo (vedi Capitolo 1).
[5] Vedi nota 9 del Capitolo 1.

migliori nei test che valutano le abilità mnesiche spaziali e non-spaziali e nei compiti di flessibilità cognitiva[6] [17]. Inoltre, gli animali anziani che, proprio come noi, sono soggetti a un declino delle funzioni cognitive perché, ricordiamoci che anche il cervello invecchia, mettono in atto comportamenti cognitivi e motori propri di animali più giovani. Gli animali arricchiti, sia giovani sia anziani, inoltre, non risentono dell'ansia quando vengono esposti per la prima volta all'apparato sperimentale, per esempio un labirinto o allo sperimentatore. L'ansia è una caratteristica invece presente negli animali allevati secondo le condizioni standard[7]. Anzi, gli animali allevati in condizioni di arricchimento esplorano l'ambiente in maniera più esaustiva senza fermarsi per quella che possiamo anche definire in questa sede come "paura" [11, 18].

È necessario riflettere sul fatto che tutti questi effetti risultano più eclatanti quanto più giovane è l'animale esposto ad arricchimento. Infatti, tanto più precoce è la stimolazione ambientale, tanto meno tempo di arricchimento è necessario affinché si verifichino gli effetti morfologici sul cervello e cognitivi sul comportamento. Per esempio, si è dimostrato che un arricchimento dalla nascita accelera la maturazione dei sistemi motori. Un gruppo di ricercatori australiani, osservando il comportamento di nuoto nel MWM[8] dopo pochi giorni dalla nascita in animali allevati in ambiente arricchito, ha evidenziato che, non solo questi animali controllavano meglio la posizione del capo rispetto ad animali allevati nelle condizioni standard di laboratorio, ma utilizzavano procedure di ricerca della piattaforma più articolate e complesse [19].

9.1.2 L'ambiente è neuroprotettivo

I modelli sperimentali di arricchimento rappresentano un valido strumento per valutare se la crescita in un ambiente ricco di stimoli sia protettivo in caso di malattie neurodegenerative e se rallenti i fenomeni fisiologici sottostanti l'invecchiamento cerebrale. Anche nel ratto anziano, infatti, è stato riscontrato un miglioramento nei comportamenti cognitivo-motori, come l'esplorazione di un ambiente che, come abbiamo più volte visto, è espressione di complessi processi cerebrali. Pertanto, un arricchimento anche tardivo è in grado di contrastare il declino cognitivo [20-22]. Non dobbiamo dimenticare, però, che alla base dell'invecchiamento concorrono molti fattori, tra cui un processo geneticamente determinato che riguarda i neuroni, conosciuto con il nome di *apoptosi* o morte cellulare programmata[9]. Tale processo può, in alcuni casi, essere interrotto da specifici fattori trofici, nonché dall'arricchimento che favorisce, come esposto nel paragrafo precedente, l'aumento dei livelli di queste sostanze trofiche.

---

[6] La *flessibilità cognitiva* è la capacità di cambiare più facilmente il comportamento in relazione al contesto.
[7] È anche per questo che di norma, prima di iniziare qualsiasi esperimento comportamentale, gli animali andrebbero abituati al test e allo sperimentatore.
[8] Vedi Capitolo 8, Paragrafo 8.2
[9] Vedi nota 24 del Capitolo 4.

I modelli animali, consentendo l'impiego di tecniche di lesione, permettono di mimare la maggior parte delle malattie degenerative, anche se con dei limiti da non sottovalutare. Infatti, alla base di patologie complesse, come quelle che investono la sfera cognitivo-motoria, ci sono una serie di fattori eziologici che difficilmente possono essere tenuti contemporaneamente sotto controllo. Per esempio, nella malattia di Alzheimer concorrono una serie di modificazioni morfologiche (per es. la presenza di placche senili in diverse parti del cervello e atrofia cerebrale fronto-parieto-temporale) e alterazioni funzionali (soprattutto a carico del sistema colinergico) per cui è difficile, se non quasi impossibile, ricreare un modello animale in cui sono presenti allo stesso tempo le alterazioni anatomo-funzionali che caratterizzano la malattia. Nonostante ciò, come anche specificato all'inizio di questo libro, i modelli animali offrono un notevole supporto alla ricerca clinica permettendo sperimentalmente la messa a punto di specifici strumenti terapeutici (l'arricchimento è uno dei tanti esempi) e di farmaci efficaci (come le nuove terapie farmacologiche in presenza di neurodegenerazione). In una recente brillante review[10] sui più noti modelli di arricchimento ambientale, la giovane ricercatrice inglese Jess Nithianantharajah e il neuroscienziato australiano Anthony J. Hannan hanno evidenziato come una complessa stimolazione ambientale, o addirittura il solo esercizio fisico, produca effetti migliorativi sul piano comportamentale, cellulare e molecolare in alcune patologie che investono la sfera cognitivo-motoria, come la corea di Huntington, il morbo di Parkinson e di Alzheimer [23].

Recentemente la neuroscienziata Laura Petrosini, insieme con il suo gruppo di ricerca, valutando gli effetti di un'esposizione ad ambiente arricchito in presenza di lesione cerebellare, ha dimostrato che una maggiore attività cognitiva e motoria induce risposte compensatorie atte a ridurre i deficit motori e cognitivi propri di una lesione al cervelletto [24]. In un successivo studio, gli autori hanno approfondito i meccanismi molecolari alla base di tali miglioramenti evidenziando, nelle aree correlate con la funzionalità cerebellare, un aumento dei livelli di sostanze neurotrofiche coinvolte nei processi di rigenerazione neuronale [12]. Sempre lo stesso gruppo di ricerca ha dimostrato sperimentalmente che un'esposizione ad ambiente arricchito dallo svezzamento all'età adulta è in grado di contrastare il declino cognitivo tipico della malattia di Alzheimer [25].

9.1.3 La "terapia ambientale"

La neurobiologa francese Véronique Paban si è posta l'obiettivo di scoprire se, dati i significativi effetti migliorativi di un allevamento in ambiente arricchito, una complessa stimolazione ambientale potesse avere anche un risvolto terapeutico a seguito di lesione. Lo studio che ha effettuato insieme con i suoi collaboratori ha aperto molti spiragli alla ricerca clinica e ha dimostrato quanto importante sia l'interazione tra fattori genetici e ambientali nello sviluppo dei fenomeni di plasticità cerebrale [26]. Infatti, se gli animali venivano allevati in ambiente arricchito dopo aver subito

---

[10] Vedi nota 7 del Capitolo 5.

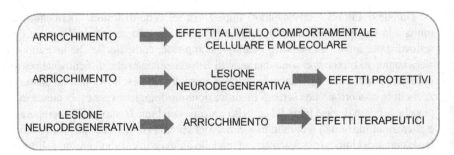

Schema 9.1 Effetti dell'arricchimento ambientale

una lesione del sistema colinergico[11], questi ottenevano, nei test comportamentali di memoria spaziale, prestazioni sovrapponibili a quelle di animali normali allevati nelle condizioni standard di laboratorio. Inoltre, investigando il profilo genetico, gli autori hanno dimostrato che negli animali lesionati e poi arricchiti vi era una soppressione dei geni che regolano i processi di degenerazione neuronale correlata a un'espressione di quelli che invece regolano i processi di plasticità sinaptica. Recentemente, sempre il gruppo di ricerca di Laura Petrosini, in collaborazione con il neuroscienziato italiano Alberto Granato e con il neurofisiologo Diego Centonze, ha dimostrato che, dopo una lesione al cervelletto, sono sufficienti pochi giorni di arricchimento (addirittura solo 15) per riscontrare a livello cerebrale modificazioni strutturali nelle aree cerebrali connesse anatomo-funzionalmente a esso e per osservare un miglioramento dei deficit motori [28, 29].

In base a quanto trattato, gli effetti dell'arricchimento ambientale possono essere schematizzati nello Schema 9.1.

9.2   Correre fa bene al cervello

Un costante esercizio fisico ovviamente consono allo sviluppo motorio raggiunto, all'età, alle condizioni ambientali ecc., procura rilevanti benefici sulla salute. Gli effetti positivi che produce un allenamento motorio influenzano oltre che il corpo anche la mente e, come abbiamo visto, innescano una serie di fenomeni di plasticità cerebrale che permettono all'organismo di fronteggiare l'invecchiamento e la neurodegenerazione patologica.

Dai risultati ottenuti grazie ai modelli animali di arricchimento ambientale si evince che, anche se l'attività motoria da sola è in grado di produrre cambiamenti sulla struttura e sui processi di funzionamento cerebrale, è importante che siano stimolate tutte le componenti esperienziali che ruotano intorno all'individuo. Nonostante ciò, diversi filoni di ricerca si sono concentrati sugli effetti preventivi,

---

[11] **Ricorda:** una disfunzione del sistema colinergico è generalmente correlata ai processi neurodegenerativi tipici della malattia di Alzheimer [27].

Box 9.1 - Le riserve del nostro cervello

Non tutti invecchiamo allo stesso modo. Alcuni individui presentano un declino cognitivo più precoce e a volte anche più rapido di altri più anziani, ma cerebralmente più giovani. Questo è facilmente verificabile soprattutto nelle persone che hanno sempre condotto un'attività motoria regolare e uno stile di vita cognitivamente stimolante. Un simile parallelismo è verificabile anche in campo clinico. Infatti, si incontrano pazienti con una patologia neurodegenerativa avanzata che, nonostante ciò, presentano lievi deficit cognitivi e motori. Da cosa dipende tale differenza inter-individuale? Se questa domanda fosse stata inserita tra i primi capitoli del libro, sicuramente le risposte sarebbero state vaghe e confuse. Dopo avere approfondito cosa avviene nel cervello dopo un'esposizione a un ambiente ricco di stimoli (sociali, cognitivi, motori ecc.), possiamo azzardare qualche valida ipotesi.

Alcuni studiosi, soprattutto per spiegarsi tali differenze nel corso di patologie neurodegenerative, hanno introdotto il concetto di *riserva* sostenendo che all'interno del nostro cervello debbano esistere meccanismi strutturali e funzionali in grado di tamponare gli effetti della neurodegenerazione. In questo modo, maggiore è la riserva, più grave deve essere la patologia per manifestare il danno funzionale [30-32]. Dando credito a tale interpretazione, la diversità inter-individuale sarebbe spiegata sia da differenze innate (per esempio il numero dei neuroni e il volume cerebrale) sia dall'esperienza e dagli eventi della vita cui gli individui sono stati esposti. Tra questi rientrano sicuramente l'istruzione, l'impegno lavorativo, le relazioni sociali e affettive, le esperienze cognitive e motivazionali, dal punto di vista sia cognitivo sia motivazionale, le attività del tempo libero e, non da ultima, l'attività motoria. L'ambiente che ruota attorno all'individuo, come abbiamo anche visto dalla letteratura sui modelli animali, favorisce i fenomeni di plasticità cerebrale che rendono il cervello più reattivo nel rispondere a eventi neurodegenerativi e nel cercare meccanismi alternativi di funzionalità cerebrale.

Le riserve prettamente innate, determinate da fattori genetici, sono le *riserve cerebrali*, quelle derivanti dall'esperienza sono state definite *riserve cognitive* [8, 31].

I modelli sperimentali di arricchimento ambientale, pertanto, forniscono preziosi suggerimenti riguardo all'efficacia degli stili di vita nell'aumentare la propria riserva cognitiva e nel contrastare il declino cognitivo a cui siamo inevitabilmente soggetti. Forse abbiamo trovato la pillola magica per invecchiare "bene".

migliorativi e terapeutici dell'esercizio fisico, apportando considerevoli contributi soprattutto a come dovrebbe essere praticato l'allenamento motorio. Per esempio, un gruppo di ricercatori americani ha dimostrato tramite tecniche di visualizzazione funzionale che, negli individui intorno ai 70 anni, sono sufficienti solo sei mesi di esercizio fisico costante di tipo aerobico per osservare gli effetti strutturali e funzionali sul cervello [33]. Il fitness aerobico sembrerebbe avere anche risvolti terapeutici nella malattia di Alzheimer. Infatti, è stato evidenziato come un miglioramento dell'apparato cardio-respiratorio a seguito di un periodo di cardio-fitness contrasti i fenomeni degenerativi propri della demenza [34, 35]. Risultati sovrapponibili provengono anche dai pazienti con *mild cognitive impairment*. Tale patologia si riscontra sempre più frequentemente in individui anziani che, nonostante non siano compromessi sul piano delle attività giornaliere, presentano un lieve ma strutturato decadimento cognitivo, che può successivamente svilupparsi in malattia di Alzheimer [36-39]. Ebbene, anche in questi individui, un costante esercizio aerobico protegge la sfera cognitiva ripristinando le funzioni deficitarie [40]. Tutto ciò, a conferma di quanto sia stretta la relazione funzionale tra attività motoria e funzioni cognitive [41].

Se l'attività motoria produce benefici così evidenti in condizioni patologiche o quasi, allora quali potrebbero essere gli effetti di un allenamento continuo, equilibrato e al tempo stesso variegato, in individui normali, bambini, adolescenti e adulti? Per rispondere non c'è bisogno di consultare la letteratura scientifica. Dovremmo infatti già sapere che un regolare esercizio fisico aiuta a prevenire alcune malattie croniche e a eliminare i fattori di rischio a tutte le età. Gli effetti fisiologici sono ormai accertati. Per esempio un'attività aerobica di soli 30 minuti riduce gli infarti, le malattie cardiache, i tumori del colon, l'osteoporosi, i dolori muscolari, il rischio di obesità, previene comportamenti d'abuso come il fumo e l'alcol, aiuta a scaricare tensioni, ansia e stress. Ma non solo. Abbiamo visto che fare sport favorisce lo sviluppo dei fenomeni di plasticità cerebrale e questo si traduce anche in una migliore predisposizione dell'individuo ad acquisire nuove informazioni. In altri termini, l'esercizio fisico influenza i processi cognitivi di apprendimento e memoria, migliorando le prestazioni in altri campi, come nello studio e nel lavoro. Certo, non è l'unico fattore a rendere possibile tutto ciò, anche se, da solo, è in grado di muovere la sofisticata e perfetta macchina cerebrale. Allora, perché, specialmente nella nostra cultura, si tende a uno stile di vita sedentario considerato da molti uno stile cognitivo? Non può esserci cognizione, senza movimento, senza pianificazione dell'azione e previsione degli esiti di questa.

9.3   La genetica degli atleti e... l'ambiente che li circonda

L'esercizio fisico induce cambiamenti strutturali e funzionali sul cervello e favorisce l'innalzamento dei livelli di sostanze trofiche che potenziano i fenomeni di neuroplasticità. In quest'ottica è ragionevole supporre che tanto più intensa sia l'attività motoria, tanto più significativo debba essere lo sviluppo di tali meccanismi. Razionalmente questo ragionamento fila, ma bisogna tenere conto che l'individuo, come ogni altro essere vivente, vive all'interno di un complesso organismo a cui non si può chiedere *troppo*. Per esempio, correre intensamente tutti i giorni può determinare dei problemi non banali alle articolazioni. Allo stesso modo, assumere farmaci che potenziano l'attività agonistica causa seri danni e, purtroppo non in pochi casi, anche la morte.

Qualcuno allora potrebbe chiedersi come si fa a diventare campioni? Quanto si può allenare (stimolare con l'esercizio fisico) un atleta? Al di là del buon senso, che dovrebbe caratterizzare il proprio modo di essere, è bene approfondire prima la differenza, tra l'altro già accennata nel corso del libro, tra *capacità* e *abilità motorie*[12]. Le prime, le capacità, sono innate e geneticamente determinate, le seconde, invece, sono migliorabili con l'allenamento. In ambito motorio, sono considerate capacità, la velocità, la destrezza, la sensibilità cinestesica e la stabilità braccia-mano [42] e sono quasi sempre il risultato di una certa organizzazione strutturale e morfologica dell'organismo (per questo sono geneticamente determinate). Per esempio, il particolare tipo di costituzione corporea ha consentito a Usain Bolt di essere il record-man odierno dei 100 e 200 metri nell'atletica leggera. Così il nostro campione Yuri Chechi, è caratterizzato da statura bassa, da una ridotta massa corporea, da spalle larghe e da un bacino stretto, tutte caratteristiche morfologiche che gli hanno consentito di diventare un ginnasta d'elite. Usain Bolt e Yuri Chechi però, per sfruttare tale "dono della natura" hanno dovuto allenarsi e potenziare le loro capacità con l'allenamento muscolare, e forse anche mentale, e con una buona dose di motivazione. A tale proposito, in alcuni scritti dello statistico sportivo anglosassone Triloke Khosla si legge proprio che "...sebbene un fisico ideale non sia sufficiente da solo per condurre un'atleta a livelli d'elite, la sua mancanza, in assenza di altri attributi desiderabili, potrebbe diventare un serio handicap per un atleta con la giusta motivazione" [43]. Un'atleta motivato, che però non possiede le caratteristiche strutturali e fisiologiche che lo farebbero eccellere nello sport scelto, può arrivare a raggiungere soddisfacenti obiettivi migliorando le proprie abilità motorie attraverso la pratica e la costanza. Lo stesso atleta deve essere inoltre rincuorato dal fatto che un costante esercizio fisico determina a livello cerebrale significativi cambiamenti sulla funzionalità sinaptica che gli consentono di apportare miglioramenti nei gesti e nelle tecniche che richiedono uno sforzo cognitivo come la panificazione dell'azione [44]. Per salire sul podio o stabilire un record mondiale, capacità e abilità motorie devono essere, quindi, indirizzate e allenate.

9.4 I benefici dello sport nella disabilità motoria

Mentre lo studio dei benefici dell'attività motoria ha investito diversi campi della ricerca clinica e sperimentale apportando significativi e utili risultati, pochissime sono le osservazioni sugli effetti dello sport in individui che, per motivi diversi, hanno perso o ridotto la funzionalità motoria. Alcuni studi hanno evidenziato che una regolare attività motoria adattata all'individuo affetto da paraplegia, migliora in questo gli stati d'ansia e di depressione [45]. Degna di nota è una ricerca tutta italiana condotta all'interno della capitale tra la clinica di neuroriabilitazione IRCCS Fondazione Santa Lucia e l'Università "Foro Italico". I due gruppi di ricerca hanno analizzato, forse per la prima volta, i concreti benefici dello sport sulle funzioni

---

[12] Vedi nota 7 del Capitolo 6.

cognitive di atleti disabili [46]. In particolare sono state valutate le prestazioni cognitive di atleti disabili praticanti sport chiamati *open-skill* come il basket in carrozzina. Tale disciplina sportiva, come anche la scherma in carrozzina o altre attività in cui l'individuo è inserito in un ambiente per così dire dinamico, non a caso viene consigliata a chi è portatore di una disabilità. Infatti, lo spostarsi, anche se con un mezzo meccanico, nell'ambiente, favorisce una continua relazione con quest'ultimo e stimola l'atleta a mettere in atto una serie di comportamenti cognitivo-motori per compiere azioni programmate e per utilizzare strategie di gara vincenti[13]. Gli schemi di gioco, inoltre, sono mutevoli e questo migliora l'abilità dell'atleta a prevenire e contrastare le azioni degli avversari. Proprio per tali caratteristiche, in questo studio si sono valutati gli atleti in un compito visuo-motorio al computer, consistente nel premere un tasto sulla tastiera il più velocemente possibile in risposta ad alcuni stimoli visivi. Gli autori hanno riscontrato un miglioramento nelle abilità percettive ed esecutive degli atleti disabili valutati [46]. Interessante è stato il confronto con altri atleti aventi la stessa disabilità motoria, ma praticanti sport classificabili questa volta in *closed-skill*, come il nuoto, in cui, non solo il movimento è costante, ma l'ambiente è statico e non impone all'individuo di cambiare continuamente strategia. Ebbene, le prestazioni di questi atleti nei compiti visuo-motori non erano paragonabili, in quanto inferiori, a quelle degli atleti di basket, suggerendo che l'ambiente, e come ci muoviamo in esso, influenza l'azione.

Ci sono delle disabilità che non sono considerate motorie, ma che di fatto rallentano e ostacolano il movimento, nonché la possibilità di praticare sport. Per esempio, sono pochissimi i non vedenti che praticano il kayak fluviale, un'attività ritenuta erroneamente estrema da molti. In realtà questo sport, come anche altri meno comuni, consente al non vedente di sviluppare le altre capacità sensoriali, nonché migliora l'equilibrio e la coordinazione motoria. Inoltre, come tutti gli sport di gruppo (e la discesa di un fiume si svolge in gruppo e con delle precise regole), stimola anche altri aspetti che influenzano le risorse cerebrali e cognitive come la socializzazione. Dati i benefici che offre l'attività motoria è bene riflettere quanto questa possa diventare un elemento principale nella quotidianità anche di chi è affetto da disabilità non motorie soprattutto in età pediatrica come, per esempio, l'obesità [47].

Bibliografia

1. Mandolesi L, Leggio MG, Graziano A et al (2001) Cerebellar contribution to spatial event processing: involvement in procedural and working memory components. Eur J Neurosci 14:2011–2022
2. Federico F, Leggio MG, Mandolesi L et al (2006) The NMDA receptor antagonist CGS 19755 disrupts recovery following cerebellar lesions. Restorative Neurology and Neuroscience 24:1–7

---

[13] **Ricorda**: a tal proposito si invita il lettore a rileggersi l'esperimento di Iriki descritto nel Capitolo 5, Paragrafo 5.6 in cui si dimostra che quello che viene codificato a livello corticale non sono le singole parti del corpo, ma gli atti motori con cui si raggiungono gli scopi pianificati. In questa chiave, la carrozzina permette di effettuare le azioni.

3. De Bartolo P, Mandolesi L, Federico F et al (2009) Cerebellar involvement in cognitive flexibility. Neurobiology of Learning and Memory 92:310–317

4. Foti F, Mandolesi L, Cutuli D et al (2010) Cerebellar damage loosens the strategic use of the spatial structure of the search space. Cerebellum 9:29–41

5. Rosenzweig MR, Bennett EL (1978) Experiential influences on brain anatomy and brain chemistry in rodents. In: Gottlieb G (ed) Studies on the development of behavior and the nervous system. Academic, New York

6. Hebb D (1949) The organization of behavior. Wiley, New York

7. Wiesel TN (1982) Postnatal development of the visual cortex and the influence of the environment (Nobel Lecture). Nature 299

8. Petrosini L, De Bartolo P, Foti F et al (2009) On whether the environmental enrichment may provide cognitive and brain reserves. Brain Res Rev 61:221–239

9. Van Praag H, Kempermann G, Gage FH (2000) Neural consequences of environmental enrichment. Nature Rev Neurosci 1:191–198

10. Greenough WT, Volkmar FR, Juraska J (1973) Effects of rearing complexity on dendritic branching in frontolateral and temporal cortex of the rat. Exp Neurol 41:371–378

11. Leggio MG, Mandolesi L, Federico F et al (2005) Environmental enrichment promotes improved spatial abilities and enhanced dendritic growth in the rat. Behav Brain Res 163:78–90

12. Gelfo F, Cutuli D, Foti F et al (2011) Enriched environment improves motor function and increases neurotrophins in hemicerebellar lesioned rats. Neurorehabil Neural Repair 25:243–252

13. Kempermann G, Kuhn HG, Gage FH (1997) More hippocampal neurons in adult mice living in an enriched environment. Nature 386:493–495

14. Bruel-Jungerman E, Laroche S, Rampon C (2005) New neurons in the dentate gyrus are involved in the expression of enhanced long-term memory following environmental enrichment. Eur J Neurosci 21:513–521

15. Torasdotter M, Metsis M, Henriksson BG et al (1998) Environmental enrichment results in higher levels of nerve growth factor mRNA in the rat visual cortex and hippocampus. Behav Brain Res 93:83–90

16. Ickes BR, Pham TM, Sanders LA et al (2000) Long-term environmental enrichment leads to regional increases in neurotrophin levels in rat brain. Exp Neurol 164:45–52

17. De Bartolo P, Leggio MG, Mandolesi L et al (2008) Environmental enrichment mitigates the effects of basal forebrain lesions on cognitive flexibility. Neurosci 154:444–453

18. Rampon C, Tang YP, Goodhouse J et al (2000) Enrichment induces structural changes and recovery from nonspatial memory deficits in CA1 NMDAR1-knockout mice. Nature Neuroscience 3:238–244

19. Simonetti T, Lee H, Bourke M et al (2009) Enrichment from birth accelerates the functional and cellular development of a motor control area in the mouse. PLoS One 4:e6780

20. Arendash GW, Garcia MF, Costa DA et al (2004) Environmental enrichment improves cognition in aged Alzheimer's transgenic mice despite stable beta-amyloid deposition. Neuroreport 15:1751–1754

21. Christie LA, Opii WO, Head E (2009) Strategies for improving cognition with aging: insights from a longitudinal study of antioxidant and behavioral enrichment in canines. Age (Dordr) 31:211–220

22. Harati H, Majchrzak M, Cosquer B et al (2011) Attention and memory in aged rats: Impact of lifelong environmental enrichment. Neurobiol Aging 32:718–736

23. Nithianantharajah J, Hannan AJ (2006) Enriched environments, experience-dependent plasticity and disorders of the nervous system. Nat Rev Neurosci 7:697–709

24. Foti F, Laricchiuta D, Cutuli D et al (2011) Exposure to an enriched environment accelerates recovery from cerebellar lesion. Cerebellum 10:104–119

25. Mandolesi L, De Bartolo P, Foti F et al (2008) Environmental enrichment provides a cognitive reserve to be spent in the case of brain lesion. J Alzheimers Dis 15:11–28

26. Paban V, Chambon C, Manrique C et al (2011) Neurotrophic signaling molecules associated with cholinergic damage in young and aged rats: environmental enrichment as potential therapeutic agent. Neurobiol Aging 32:470–485

27. Bartus RT (2000) On neurodegenerative diseases, models and treatment strategies: lessons learned and lessons forgotten a generation following the cholinergic hypothesis. Exp Neurol 163:495–529
28. De Bartolo P, Gelfo F, Burello L et al (2011) Plastic changes in striatal fast-spiking interneurons following hemicerebellectomy and environmental enrichment. Cerebellum 10:624–632
29. Cutuli D, Rossi S, Burello L et al (2011) Before or after does it matter? Different protocols of environmental enrichment differently influence motor, synaptic and structural deficits of cerebellar origin. Neurobiol Dis 42:9–20
30. Stern Y (2002) What is cognitive reserve? Theory and research application of the reserve concept. J Int Neuropsychol Soc 8:448–460
31. Stern Y (2009) Cognitive reserve. Neuropsychologia 47:2015–2028
32. Petrosini L, Mandolesi L, Laricchiuta D (2010) Le riserve cerebrali. In: Serra L, Caltagirone C (eds) La malattia di Alzheimer: highlights clinici e sperimentali. Critical Medicine Publishing, Roma
33. Colcombe SJ, Erickson KI, Scalf PE et al (2006) Aerobic exercise training increases brain volume in aging humans. J Gerontol A Biol Sci Med Sci 61:1166–1170
34. Burns JM, Cronk BB, Anderson HS et al (2008) Cardiorespiratory fitness and brain atrophy in early Alzheimer disease. Neurol 71:210–216
35. Vidoni ED, Honea RA, Billinger SA et al (2011) Cardiorespiratory fitness is associated with atrophy in Alzheimer's and aging over 2 years. Neurobiol Aging [Epub ahead of print]
36. Petersen RC, Smith GE, Waring SC et al (1997) Aging, memory, and mild cognitive impairment. Int Psychogeriatr 9:65–69
37. Petersen RC (2004) Mild cognitive impairment as a diagnostic entity. J Intern Med 256:183–194
38. Winblad B, Palmer K, Kivipelto M et al (2004) Mild cognitive impairment-beyond controversies, towards a consensus: report of the International Working Group on Mild Cognitive Impairment. J Intern Med 256:240–246
39. Serra L, Caltagirone C (2010) La malattia di Alzheimer: la sfida del secolo In: Serra L, Caltagirone C (eds) La malattia di Alzheimer: highlights clinici e sperimentali. Critical Medicine Publishing, Roma
40. Baker LD, Frank LL, Foster-Schubert K et al (2010) Effects of aerobic exercise on mild cognitive impairment: a controlled trial. Arch Neurol 67:71–79
41. Lista I, Sorrentino G (2010) Biological mechanisms of physical activity in preventing cognitive decline. Cell Mol Neurobiol 30:493–503
42. Aglioti SM, Facchini S (2002) Il cervello motorio. In: Spinelli D (ed) Psicologia dello sport e del movimento umano. Zanichelli, Bologna
43. Khosla T (1983) Sport for tall. Br Med J 287:736–738
44. Nakata H, Yoshie M, Miura A, Kudo K (2010) Characteristics of the athletes' brain: evidence from neurophysiology and neuroimaging. Brain Res Rev 62:197–211
45. Gioia MC, Cerasa A, Di Lucente L et al (2006) Psychological impact of sports activity in spinal cord injury patients. Scand J Med Sci Sports 16:412–416
46. Di Russo F, Bultrini A, Brunelli S (2010) Benefits of sports participation for executive function in disabled athletes. J Neurotrauma 27:2309–2319
47. Martone D, Valerio G (2009) Attività motoria ed esercizio fisico in età pediatrica. In: Buono P, Salvatore F (eds) Attività fisica per la salute. Casa Editrice Idelson-Gnocchi, Napoli

Chi dorme non piglia pesci, ma vince! Perché?

10

Che il sonno faccia bene lo sanno tutti. Pochi però sono a conoscenza che durante questo processo fisiologico e caratteristico di tutte le specie viventi si consolidano, o più semplicemente si memorizzano, le informazione acquisite durante la veglia. Quando apprendiamo una nuova nozione, come può essere quella di eseguire in maniera diversa un movimento, è necessario che l'informazione acquisita venga immagazzinata, elaborata e consolidata al fine di poterla utilizzare quando se ne presentino le condizioni [1]. Il nostro cervello ha destinato precise aree al consolidamento mnesico e da pochi anni sappiamo che in questi luoghi cerebrali, anche durante il sonno, continuano a svolgersi tali processi e sarebbe proprio quest'ultimo il fattore determinante per memorizzare più rapidamente il "come si eseguono le azioni". Tali evidenze hanno incuriosito moltissimi neuroscienziati, tra cui, inevitabilmente, coloro che si occupano di migliorare le prestazioni motorie in ambito sia sportivo sia riabilitativo. Però, se da un lato la ricerca neuroscientifica ha svelato molti dei segreti chimici e molecolari alla base del consolidamento mnesico, dall'altro ancora pochi sono gli studi che si prefiggono di correlare il sonno a tali fenomeni neurobiologici. Prima di approfondire tali argomenti è necessario analizzare i meccanismi neuronali sottostanti il consolidamento mnesico, nonché cos'è il sonno e cosa significhi, da un punto di vista di attività cerebrale, il dormire.

10.1 Meccanismi cellulari e molecolari del consolidamento mnesico

Immaginiamo di voler imparare una breve coreografia di aerobica. Per questo dobbiamo apprendere la sequenza dei movimenti che la compongono. Inizialmente la proviamo con consapevolezza, pian piano ci accorgiamo che a ogni prova l'esecuzione diventa sempre più fluida, fino a che, la balliamo in maniera automatica. Durante questo apprendimento e consolidamento dello schema motorio necessario per eseguire il passo di danza, nel nostro cervello si sono verificati una serie di fenomeni chimici e molecolari che hanno rafforzato, o modulato, alcuni circuiti neuronali. Vedremo che tali fenomeni si manifestano sia quando siamo svegli sia in alcuni mo-

menti del sonno. Oggi, grazie alle moderne tecniche neuronatomiche ed elettrofisiologiche, siamo in grado di dimostrare il processo di consolidamento mnesico di informazioni motorie e di altro genere a livello sia cellulare sia addirittura molecolare.
Qualche decennio fa, invece, questo processo era solo ipotizzato e il primo studioso
a offrire al mondo scientifico una valida teoria fu lo psicologo canadese Donald Olding Hebb che nel 1949 elaborò un'idea molto semplice, conosciuta oggi come *sinapsi di Hebb*. Secondo questo modello teorico, la sinapsi tra due neuroni A e C diventa
tanto più efficace quanto più spesso una scarica del neurone A è seguita da una scarica del neurone C, indipendentemente dal motivo preciso per il quale il neurone C
scarica [2]. Infatti, C può scaricare anche se attivato da un altro neurone, B, con cui
è in consistente contatto sinaptico. Quando il neurone B scarica leggermente prima
del neurone A, il neurone C si depolarizza, non per effetto dell'attivazione del neurone A, ma per quella del neurone B e, in questo modo, la sinapsi tra A e C si raffor-
za (Fig. 10.1). Negli anni '70, due neurofisiologi, Tim Bliss e Terje Lømo, dimostrarono
in un modello animale che il consolidamento di una sinapsi avviene proprio secondo questo principio, ossia che un'attivazione sincrona e continua tra due neuroni ha
come effetto un rafforzamento sinaptico [3]. Questo è oggi noto come *potenziamento a lungo termine* (*long term potentiation*, LTP) e rappresenta il substrato cellulare
dell'apprendimento e della memoria. Può durare ore, giorni, persino settimane. A livello molecolare, i meccanismi che lo regolano dipendono da due tipi di recettori del
glutammato, quelli non-NMDA e MNDA, presenti soprattutto nei neuroni dell'ippocampo[1]. In maniera molto semplice, nel corso della normale trasmissione sinaptica, il glutammato, liberato dalle terminazioni pre-sinaptiche dei neuroni ippocampali,
agisce solo sui recettori non-NMDA perché i canali ionici voltaggio-dipendenti dei
recettori NMDA sono bloccati da alcuni ioni. Quando la membrana post-sinaptica
viene fortemente depolarizzata, come accade per le stimolazioni ad alta frequenza
che inducono l'LTP (e quindi quando stiamo consolidando un'informazione), gli ioni attaccati ai recettori NMDA del neurone post-sinaptico vengono sbloccati [1]. È
stato scoperto che, affinché il neurone pre-sinaptico si depolarizzi e rilasci il glutammato in quantità continua, è necessaria una molecola, identificata per ora nell'ossido di azoto, che diffondendo dal neurone post-sinaptico agisca in via retrograda sulle
terminazioni pre-sinaptiche, attivando altre sostanze (chiamate secondi messaggeri)

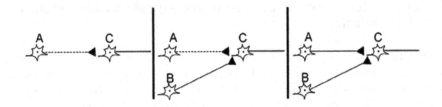

Fig. 10.1 Il modello di Hebb. Spiegazione nel testo. *Modificata da [2], con autorizzazione*

---

[1] **Ricorda**: il glutammato è il principale neurotrasmettitore eccitatorio presente nel SNC. La sigla
NMDA dipende dalla molecola N-metil-D-aspartato che regola l'attività del recettore.

che a loro volta favoriscono il rilascio del neurotrasmettitore. Per questo motivo, l'ossido di azoto è stato definito un "fattore di plasticità retrograda" [4]. Come prova che quello descritto sia il meccanismo molecolare che ci consente di apprendere e consolidare, è stato dimostrato che sia gli inibitori dell'ossido di azoto, sia i farmaci antagonisti dei recettori NMDA bloccano l'LTP e, di conseguenza, qualsiasi forma di apprendimento e memoria [5-8]. La localizzazione preponderante dei recettori NMDA nell'ippocampo ha candidato questa struttura a essere il principale substrato biologico delle funzioni mnesiche[2]. Recentemente recettori NMDA sono stati evidenziati anche in altri distretti cerebrali, tra cui il cervelletto, e questo ha aperto nuove ipotesi sui correlati biologici del consolidamento mnesico [8].

L'LTP non è l'unica forma di plasticità sinaptica che si verifica quando apprendiamo e memorizziamo come, per esempio, quando impariamo a eseguire una certa sequenza motoria. Infatti, mentre acquisiamo e consolidiamo nuove informazioni, la nostra attività sinaptica può anche andare incontro a riduzioni. Un fenomeno, questo, opposto all'LTP che si chiama *depressione a lungo termine* (*long term depression*, LTD). Il primo studioso a evidenziarlo fu, nel 1989, il neuroscienziato giapponese di fama mondiale Masao Ito[3], che riscontrò un decremento dell'attività sinaptica nel cervelletto e ipotizzò che tale fenomeno fosse correlato all'apprendimento motorio [9, 10]. Diversi studi elettrofisiologici hanno successivamente dimostrato che, nella maggior parte dei casi, l'LTD si verifica negli stessi siti sinaptici che precedentemente avevano ospitato l'LTP, quindi anche nell'ippocampo. L'ipotesi più plausibile sul ruolo funzionale di questa depressione sinaptica potrebbe essere che serva per "riequilibrare" le sinapsi precedentemente potenziate, al fine di prevenire fenomeni di saturazione e aumentare l'efficacia dell'immagazzinamento dell'informazione. Fenomeni di LTD sono stati riscontrati oltre che nel cervelletto e nell'ippocampo anche nella corteccia visiva e nel nucleo striato, anch'esso implicato in alcuni tipi di apprendimento [11, 12].

10.2 Il sonno

Il sonno è uno stato fisiologico di natura fasica, caratterizzato da una profonda modificazione dell'attività elettrica cerebrale e da una perdita reversibile della coscienza e delle capacità discriminative proprie di quando si è svegli. Anche la veglia può essere considerata uno stato fisiologico in cui un organismo sano è, però, in grado di interagire attivamente nell'ambiente [13]. Il ciclo sonno-veglia si chiama *circadiano*, in quanto è un'oscillazione periodica giornaliera. Nonostante sia condizionato da vari fattori, come l'orario, le abitudini e lo stress, dipende dall'attività di un nucleo ipotalamico, *nucleo soprachiasmatico*, che non a caso si trova localizzato vicino al

---

[2] Non dobbiamo però dimenticare che i processi neuronali alla base di funzioni complesse, come appunto la memoria, richiedono, come più volte sottolineato all'interno di questo libro, il coinvolgimento di diversi circuiti neuronali, per cui non è molto esatto correlare una sola parte del cervello a un comportamento.

[3] Vedi nota 20 del Capitolo 4.

chiasma ottico da cui riceve le afferenze retiniche e quindi le informazioni sulle condizioni di luminosità provenienti dall'ambiente. Questo nucleo, come tra l'altro anche gli altri ipotalamici, serve per il ripristino e per il mantenimento dell'omeostasi e, per questo, la sua attività è modulata dalle informazioni relative al rilascio ormonale, alla temperatura corporea, allo stimolo della fame ecc. Ma non ci addormentiamo solo perché tale "orologio biologico" ce lo ricorda. A breve capiremo il perché di questa affermazione.

10.2.1 Le fasi del sonno

Durante il sonno sono stati individuati alcuni cambiamenti fisiologici dell'attività elettrica cerebrale (facilmente riscontrabili con la tecnica dell'elettroencefalogramma) e del tono muscolare, nonché la presenza, o meno, di rapidi movimenti oculari (*rapid eye movements,* REM)[4]. In base a questi parametri si distinguono due fasi del sonno, la fase *non-REM* o *fase di sonno ortodosso* o *sincronizzato,* e la *fase REM,* o *fase di sonno paradosso* o *desincronizzato* in cui sono presenti rapidi movimenti oculari [14].

La fase non-REM comprende 4 stadi che indicano la graduale discesa nel sonno profondo, caratterizzato da un'attività neuronale sincronizzata[5]. Il che vuol dire che tutta la corteccia cerebrale "fa la stessa cosa". Le onde cerebrali che si registrano con l'EEG in questa condizione sono ampie e poco frequenti (si parla in particolare di due ritmi, teta e delta). Inoltre, durante il sonno non-REM, si verifica un progressivo abbassamento della temperatura corporea (di circa mezzo grado), un rallentamento del battito cardiaco e del respiro, un rilassamento della muscolatura, nonostante siano presenti movimenti corporali e di aggiustamento, in media ogni venti minuti. Le fasi non-REM riguardano circa il 70% del sonno totale e, generalmente, si verificano in cicli che si ripetono 4-6 volte per notte (Fig. 10.2). È stato dimostrato che il sonno profondo aumenta in funzione della veglia precedente e che decresce linearmente nel corso del sonno [14], suggerendo che debba servire come meccanismo ristorativo.

Tra una sequenza e l'altra di fasi non-REM compare il sonno REM, la cui attività è quasi del tutto simile a uno stato di veglia (Fig. 10.2). Infatti, proprio come avviene quando siamo svegli e reattivi agli stimoli ambientali, l'attività elettrica cerebrale è desincronizzata, indice che la corteccia sta lavorando in maniera separata e sta elaborando aspetti diversi [14]. Si ritiene che in queste fasi si sogni. Infatti, un individuo viene svegliato durante una fase REM racconta il sogno, mentre se viene ridestato durante le altre fasi non-REM non c'è ricordo. Inoltre, questa ipotesi spiegherebbe il perché dei movimenti oculari (come se gli occhi vedessero le im-

---

[4] **Ricorda**: questi movimenti si chiamano anche *movimenti saccadici* e sono quelli che i nostri occhi, in maniera coniugata, eseguono più frequentemente per portare i particolari del nostro campo visivo a coincidere con la fovea, che è il punto della retina dove l'acuità visiva è massima.
[5] Nei bambini piccoli, è facile trovare ritmi sincronizzati anche quando sono svegli, in quanto la corteccia ancora non è sufficientemente matura da consentire un'elaborazione indipendente delle informazioni.

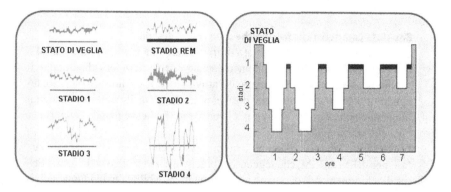

Fig. 10.2 Le fasi del sonno

magini) e della contrazione di alcuni muscoli dell'orecchio interno che, da svegli, si attivano un attimo prima di pronunciare le parole a protezione di suoni troppo dannosi per i recettori acustici (come se sentissimo "le voci nei sogni"). I rapidi movimenti oculari e le contrazioni dei muscoli all'interno dell'orecchio sono le uniche forme di movimento durante il sonno REM. Infatti, in queste fasi, non si verificano aggiustamenti posturali come nel sonno non-REM. È come se il corpo fosse paralizzato.

La scoperta del sonno REM nell'uomo da parte di due psicofisiologi degli anni '50, Eugene Aserinsky e Nathaniel Kleitman [15], ha affascinato e incuriosito moltissimi neuroscienziati in ogni campo della ricerca, tanto che la maggior parte degli studi in questo settore sono stati realizzati proprio per comprenderne più a fondo il significato. Sono emersi tanti dati interessanti, alcuni dei quali trattati in questa sede, tra cui l'evidenza che le fasi REM caratterizzano quasi tutto il sonno dei neonati e che si riducono progressivamente con l'età, suggerendo che sia un ingrediente importante per lo sviluppo. Nel paragrafo precedente, non a caso, si è approfondito il fenomeno del potenziamento sinaptico (LTP), espressione di un'attività sincrona dell'ippocampo e di altri distretti cerebrali che avviene quando stiamo apprendendo e memorizzando un'informazione. Ebbene, durante il sonno REM l'attività cerebrale è, come abbiamo appena visto, desincronizzata in tutto il cervello tranne che nell'ippocampo in cui è sincrona! Ciò suggerisce che, proprio come durante la veglia, durante il sonno REM consolidiamo ciò che abbiamo acquisito [14]. In altri termini si ritiene che una funzione del sonno REM sia proprio quella di partecipare attivamente ai processi mnesici. In questa chiave di lettura possiamo anche spiegare perché i bambini piccoli, che devono apprendere e consolidare continuamente nuove informazioni, passano molte ore del sonno in fase REM. Recenti studi tuttavia dimostrano che nel consolidamento mnesico giochi un ruolo importante anche il sonno non-REM [13, 16-21]. In particolare, sembra che il sonno REM sia importante per consolidare le informazioni di natura procedurale e motoria (come memorizzare una sequenza di movimenti o apprendere una strategia di ricerca per effettuare un percorso) apprese durante la veglia, mentre il sonno non-REM quelle relative a eventi e concetti.

Box 10.1 - Caratteristiche fisiologiche di una notte di sonno
Se a qualcuno di voi sarà capitato di trascorrere una notte insonne vicino a qualcuno che dormiva profondamente, sicuramente ricorderà che durante il sonno cambia il modo di respirare e l'attività motoria. Allo stesso modo, tenendo in braccio un bimbo che dorme, osserviamo facilmente che in alcuni momenti sembra un "peso morto", in altri che si stia svegliando, in altri ancora che stia sognando.
Come scritto nel testo, il sonno è un processo ciclico contraddistinto da due fasi, non-REM e REM, che seguono un preciso e caratteristico andamento. Prima di addormentarci, passiamo alcuni minuti, variabili da individuo a individuo, in cui la veglia non è attiva, ma rilassata. L'EEC registra un *ritmo alfa* con una frequenza di 8-13 Hz (cicli/sec) e un'ampiezza media sui 40-50 mV. Questo ritmo viene registrato anche se l'individuo è sveglio ma seduto e rilassato con gli occhi chiusi. Successivamente a questo stadio di veglia, inizia lo stadio 1 del sonno non-REM in cui le onde alfa diminuiscono e compaiono *onde theta* che sono più ampie (50-100 mV) e meno frequenti (4÷7 Hz). Gli occhi eseguono alcuni movimenti rotatori molto lenti e il tono muscolare, soprattutto quello dei muscoli antigravitari, si riduce. Dopo poco, all'EEG si registrano due onde caratteristiche chiamate rispettivamente *fusi del sonno* e *complessi K*, che esprimono l'attività del cervello ormai divenuta sincrona. Siamo nello stadio 2 del sonno non-REM. Successivamente, dopo alcuni minuti aumenta l'incidenza di onde sempre più lente (0,5-4 Hz) e di grande ampiezza (150 mV). Queste onde sono le *delta* e, quando raggiungono almeno il 20% del tracciato, si considera iniziato lo stadio 3. Quando invece caratterizzano più del 50% si considera che l'individuo è entrato nello stadio 4 del sonno non-REM. Questi ultimi due stadi sono quelli più profondi, definiti dalla letteratura internazionale come *slow wave sleep* (sonno a onde lente). Il risveglio da questi stadi richiede stimoli molto intensi ed è estremamente difficoltoso. Dopo un certo periodo passato nel sonno profondo, ricompare lo stadio 2 con i suoi caratteristici fusi e complessi K e dopo poco si rientra nello stadio 1. Questo ciclo dura complessivamente 90 minuti e la sua terminazione sancisce l'inizio dello stadio REM in cui compaiono i movimenti rapidi degli occhi e un'attività cerebrale simile a uno stato di veglia attiva, cioè desincronizzata. Durante un riposo di circa 8 ore, il sonno REM si verifica 4-5 volte [14]. La registrazione dell'attività cerebrale durante il sonno avviene con l'EEG e si chiama *polisonnografia*. Si esegue nei laboratori del sonno in cui si dorme con gli elettrodi montati sullo scalpo (Fig. 10.3).

10.2.2 Il substrato biologico del sonno

Molti neuroscienziati hanno cercato di capire quale possa essere il substrato biologico del sonno. Ebbene, non esiste un unico centro cerebrale, benché l'attività dei

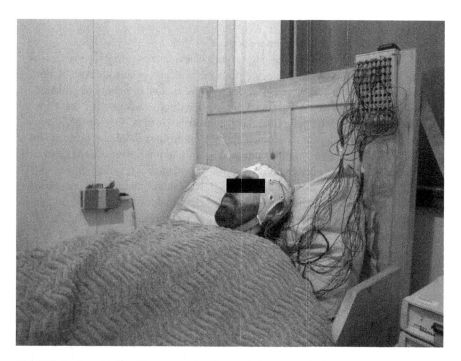

Fig. 10.3 Registrazione polisonnografica. *Fonte: Laboratorio di Psicofisiologia del Sonno, Facoltà di Medicina e Psicologia, Università di Roma "Sapienza"*

neuroni del nucleo soprachiasmatico sia importante per indurre questo processo. Sembra che siano molteplici le strutture o meglio i circuiti cerebrali localizzati nell'encefalo a regolare tale attività. Si è visto che alcuni nuclei della formazione reticolare giocano un ruolo importante nel desincronizzare l'attività cerebrale (e quindi sarebbero implicati nella veglia e nella fase REM), mentre altri nuclei, sempre della formazione reticolare, agiscono in maniera inversa, inducendo, quindi, la sincronizzazione, propria del sonno profondo. Inoltre, anche nel diencefalo sono stati scoperti nuclei che hanno potere opposto sulla regolazione sonno-veglia. È stato poi suggerito che il sonno sia regolato da diversi sistemi neurotrasmettitoriali. Il sistema serotoninergico faciliterebbe l'inizio del sonno, i circuiti inibitori GABAergici corticali modulerebbero la sincronizzazione inducendo le onde delta, alcuni neuroni diencefalici permetterebbero la comparsa dei fusi e dei complessi K (Box 10.1). Il sonno REM, invece, sarebbe regolato dall'interazione di più sistemi neurotrasmettitoriali, quelli noradrenergico, serotoninergico e colinergico [14].

10.2.3 Deprivazione di sonno e memoria

Nell'adulto il ciclo sonno-veglia è monofasico, nel neonato è polifasico, mentre nel bambino, generalmente intorno ai cinque-sei anni, diventa bifasico. Un lattante dor-

Box 10.2 - Più si è pesanti, meno si dorme

La biologa argentina Ana Maria Rodriguez ha evidenziato che è il peso del corpo a determinare la quantità di sonno necessaria all'organismo. Agli elefanti e alle giraffe, per esempio, bastano solo 3 ore di sonno, mentre ai pipistrelli almeno 20. A noi umani bastano 8 ore, però, a dimostrazione che l'ontogenesi è la ricapitolazione della filogenesi, ai nostri neonati ne servono 20. Secondo molti, tale richiesta fisiologica sarebbe controllata da alcuni meccanismi metabolici che, nei mammiferi più grandi e quindi più pesanti, sono ridotti rispetto alle specie di dimensioni inferiori. Apparentemente quindi ci sono differenze fisiologiche legate alla taglia [22]. Nonostante tale interpretazione sia suffragata da diversi dati sperimentali, la percentuale di sonno REM, calcolata in proporzione al sonno totale, sembra essere equivalente in tutte le specie[6], suggerendo, quindi, l'esistenza di meccanismi fisiologici universali.

me almeno 20 ore. L'evidenza che più si è piccoli, maggiore è la richiesta di sonno, suggerisce, come abbiamo accennato, che tale processo sia importante e fondamentale per la crescita.

Cosa succede al nostro organismo se dormiamo poco? Riusciamo ugualmente a svolgere le attività lavorative, ad avere buone prestazioni sportive ecc.? Quesiti questi che si sono posti in molti studiosi del sonno dal momento che poche ore di sonno caratterizzano sempre più l'individuo della società moderna. Sono stati condotti diversi esperimenti[7] al fine di avere un quadro più chiaro di cosa succede dopo una deprivazione totale di sonno, in seguito a una parziale (di alcune ore) e se si depriva il soggetto selettivamente del sonno non-REM e REM[8]. In linea generale possiamo sintetizzare che gli effetti sull'organismo di una deprivazione di sonno sono molto soggettivi, ma nonostante ciò, tutti gli individui quando poi si riaddormentano hanno fasi REM più lunghe e più frequenti. Tra i vari esperimenti vale la pena ricordare quello di un ragazzo californiano, Rany Gardner che, nel 1964, per mettere il record sul Guinness dei primati è riuscito a rimanere sveglio ben 264 ore. Durante gli undici giorni di veglia fu osservato e monitorato e anche se, apparentemente, non mostrava rilevanti alterazioni fisiologiche, aveva difficoltà a mettere a fuoco le immagini e un senso di pesantezza agli occhi. Inoltre, dopo qualche giorno, manifestava nausea, alcuni disturbi di coordinazione motoria e nel ricordo di eventi, difficoltà di concentrazione per lo svolgimento di compiti lunghi, nonché significativi cambiamenti

---

[6] **Curiosità**: nei delfini il sonno e la veglia si alternano ciclicamente nei due emisferi cerebrali.
[7] In alcuni studi sperimentali, si è osservato che gli animali morivano dopo circa 50 giorni di deprivazione del sonno.
[8] Esistono diverse tecniche e criteri di deprivazione selettiva del sonno REM e non-REM. Per esempio, in base al tracciato poligrafico che ci informa della fase in cui si trova il soggetto, questo può essere svegliato con stimoli sonori. Metodologicamente è molto più semplice svegliare qualcuno se si trova in fase REM che in fase non-REM.

d'umore che si traducevano in comportamenti aggressivi e irritabilità. Quando final-
mente Rany si addormentò, le registrazioni elettroencefalografiche dimostrarono
che passò molto tempo in fase REM e questo successe anche per le notti successive
[23]. Dopo questo record, iniziarono una serie di interessanti sperimentazioni volte
a studiare quello che è stato definito lo *sleep effect*.

10.3   Lo *sleep effect*

Il detto "dormici sopra" ha una base scientifica. Infatti, il sonno serve a memorizzare meglio quello che abbiamo acquisito da svegli. Che sia solo la fase REM o che
entri in gioco anche il sonno profondo, ancora non si è in grado di stabilirlo con certezza, ma è ormai consolidato il concetto che il sonno abbia un effetto positivo sulla memoria e sull'acquisizione di competenze soprattutto motorie. In gergo, uno *sleep
effect*. Su tale argomento c'è una vasta letteratura scientifica ricavata da esperimenti condotti sia sull'animale sia sull'uomo e suffragata anche dalla dimostrazione di
fenomeni di plasticità cerebrale che si verificano proprio quando dormiamo [24, 25].
Per esempio, è stata recentemente avanzata l'ipotesi che il sonno, soprattutto quello
profondo, serva per riorganizzare le sinapsi, con l'eliminazione di quelle più deboli
[26]. In altri termini, l'incremento delle sinapsi rafforzate con l'LTP durante la veglia necessiterebbe di una regolazione durante il sonno, per utilizzare i termini dei
neuroscienziati, Giulio Tononi e Chiara Cirelli, che hanno proposto tale meccanismo
che permetterebbe il miglioramento delle prestazioni dopo una notte di sonno, una
sorta di "omeostasi sinaptica" [26].

Le prestazioni più analizzate, correlate a uno sleep effect, riguardano quelle motorie, anche perché sperimentalmente sono più facili da controllare. Tra queste, apprendere una sequenza di numeri e digitarli sulla tastiera. Un gruppo di ricerca
tedesco ha condotto una serie di studi seguendo un simile protocollo [27]. In breve,
ai partecipanti veniva chiesto di comporre con la mano non dominante una sequenza di numeri il più velocemente possibile, per esempio 4-1-3-2-4. Successivamente,
i soggetti venivano suddivisi in due gruppi. Alcuni dovevano rimanere svegli per l'intera notte successiva, gli altri, invece, dovevano dormire. Si è dimostrato che anche
una sola notte di sonno migliorava la prestazione. Infatti, solo i partecipanti che avevano beneficiato delle ore di sonno, quando venivano rivalutati il giorno dopo, erano più veloci e più accurati nel ripetere la sequenza 4-1-3-2-4 [27]. Uno studio
americano successivo ha dimostrato, mediante fRMI, che una notte di sonno seguente a un apprendimento di un compito motorio di questo tipo determinava un incremento dell'attività nelle aree cerebrali che si attivano quando si consolida la sequenza
motoria da effettuare, ossia la corteccia motoria primaria, l'area motoria supplementare, i nuclei della base e il cervelletto [28], confermando ulteriormente che il sonno accelera il processo di consolidamento mnesico.

Un cenno approfondito merita anche una ricerca effettuata dall'Università di Roma "Sapienza" in collaborazione con l'Università degli Studi dell'Aquila e con l'U-
niversità canadese McGill. Gli autori hanno valutato lo sleep effect in un compito di
memoria spaziale [16]. In particolare, i partecipanti dovevano apprendere un percor-

so in un quartiere romano a loro sconosciuto. Tale acquisizione in realtà abbraccia molti aspetti delle funzioni mnesiche di tipo spaziale, su cui vale la pena riflettere. Infatti, quando si apprende come arrivare in un posto, possiamo mettere in atto una serie di strategie, più o meno efficaci o più o meno veloci. Per esempio, possiamo affidarci a punti di riferimento, come un campanile o un grattacielo, oppure ricordarci che da dove siamo dobbiamo svoltare per ben due volte a sinistra. Tali strategie risultano efficaci però solo se partiamo dallo stesso punto e se sono presenti entrambe le condizioni (campanile e/o possibilità di spezzettare il percorso girando due volte a sinistra). È soltanto la completa conoscenza dell'ambiente in cui ci troviamo, una consapevolezza che è indipendente dal punto di partenza e che ci consente di orientarci e arrivare al posto prestabilito. In altri termini, un tipo di conoscenza che presuppone quella che gli psicologi hanno definito *mappa cognitiva* o *rappresentazione mentale* dello spazio che ci circonda, ossia una rappresentazione neurale che guida l'orientamento del soggetto nei luoghi già visitati in precedenza [29, 30]. Pertanto la conoscenza dell'ambiente in cui siamo ci permette di muoverci all'interno di esso, di mettere in atto atti motori e azioni. Ritornando allo studio degli effetti del sonno sul consolidamento mnesico di un percorso, gli autori, dopo aver fatto eseguire un percorso ai partecipanti, hanno chiesto loro di valutare, attraverso alcune foto scattate lungo la strada, la corretta sequenza dei posti incontrati, tipo piazze e monumenti. Successivamente i soggetti sono stati divisi in tre gruppi e testati nuovamente dopo una notte di sonno (I gruppo), dopo una notte di veglia (II gruppo) e dopo otto ore di veglia (III gruppo). Solamente i partecipanti che avevano beneficiato delle ore di sonno erano più accurati e più abili nel riconoscimento delle sequenze corrette rispetto al giorno prima [16]. Un'ulteriore dimostrazione che una giusta quantità di sonno velocizza la memorizzazione, in questo caso, di abilità procedurali, che come abbiamo visto hanno un connotato motorio e cognitivo (come del resto tutte le altre azioni).

10.3.1 Lo *sleep effect* sulla prestazione sportiva

Secondo la ricercatrice californiana Cheri Mah, un'atleta di pallacanestro o di qualsiasi altra disciplina sportiva dovrebbe dormire ben 10 ore a notte per alcuni mesi prima della gara [31]. Questo suggerimento al mondo sportivo viene da un interessante studio sperimentale condotto su undici giocatori della squadra di basket dell'Università di Stanford che, per quasi due mesi, hanno dormito 10 ore a notte. Durante le partite e gli allenamenti, questi atleti, rispetto agli altri che avevano dormito le classiche 8 ore (o meno) a notte, avevano un tempo di corsa negli sprint migliore, realizzavano più canestri e si affaticavano di meno. Meno scientifico, ma comunque da non sottovalutare in questo contesto, è il mancato primo posto alla Maratona di Torino del 2003 di Ottavio Andriani per aver trascorso alcune notti in bianco prima della gara.

Un recente studio tedesco, analizzando gli stili di vita di atleti appartenenti a diverse discipline, ha evidenziato come carenze di sonno si traducono in prestazioni di gara peggiori. Chi dorme poco, non solo è fisiologicamente più vulnerabile, ma

Io è anche psicologicamente [32] e questo, durante una gara importante, potrebbe fare la differenza.

Infine, è recente l'emergere di un'evidenza che potrebbe essere di interessante applicazione nell'allenamento sportivo. Diversi studi, infatti, suggeriscono che effetti migliorativi sull'apprendimento di un compito motorio sono verificabili anche in seguito a un breve sonnellino pomeridiano di circa venti minuti, mentre un riposo prolungato, inducendo le fasi di sonno profondo, determinerebbe un risveglio forzato, non privo di malessere e malumore, che potrebbe diventare dannoso per un miglioramento della prestazione [33]. Forse la pausa caffè, rito di molti, potrebbe essere sostituita con un breve sonnellino?

Bibliografia

1. Mandolesi L, Passafiume D (2004) Psicologia e psicobiologia dell'apprendimento. Springer-Verlag, Milano
2. Hebb D (1949) The Organization of Behavior. Wiley, New York
3. Bliss TVP, Lømo T (1973) Long-lasting potentiation of synaptic transmission in the dentate area of the anaesthetised rabbit following stimulation of the perforant path. J Physiol 232:331–356
4. Bredt DS, Snyder SH (1994) Nitric oxide: a physiologic messenger molecule. Annu Rev Biochem 63:175–195
5. Morris RGM, Anderson E, Lynch GS, Baudry M (1986) Selective impairment of learning and blockade of long-term potentiation by an N-methyl-D-aspartate receptor antagonists, AP5. Nature 319:774–776
6. Davis S, Butcher SP, Morris RGM (1992) The NMDA receptor antagonist D-amino-5-phosphonopentanoate (D-AP5) impairs spatial learning and LTP in vivo at intracerebral concentrations comparable to those that block LTP in vitro. J Neurosci 12:21–34
7. Leggio MG, Federico F, Neri P et al (2006) NMDA receptor activity in learning spatial procedural strategies. I. The influence of hippocampal lesions. Brain Res Bull 70:347–355
8. Federico F, Leggio MG, Neri P (2006) NMDA receptor activity in learning spatial procedural strategies. II. The influence of cerebellar lesions. Brain Res Bull 70:356–377
9. Ito M (1989) Long-term depression. Annu Rev Neurosci 12:7–8
10. Ito M (2011) The Cerebellum: Brain for an Implicit Self. Pearson Education, New Jersey
11. Jang HJ, Cho KH, Park SW et al (2010) Effects of serotonin on the induction of long-term depression in the rat visual cortex. Korean J Physiol Pharmacol 14:337–343
12. Mathur BN, Capik NA, Alvarez VA, Lovinger DM (2011) Serotonin induces long-term depression at corticostriatal synapses. J Neurosci 31:7402–7411
13. Curcio G, Ferrara M, De Gennaro L (2006) Sleep loss, learning capacity and academic performance. Sleep Med Rev 10:323–337
14. Bear MF, Connors BW, Paradiso A (2002) I ritmi del cervello. In: Bear MF, Connors BW, Paradiso A (eds) Casco C, Petrosini L (ed italiana) Neuroscienze. Esplorando il cervello. Masson, Milano
15. Aserinsky E, Kleitman N (1953) Regularly occurring periods of eye motility, and concomitant phenomena, during sleep. Science 118:273–274
16. Ferrara M, Iaria G, De Gennaro L et al (2006) The role of sleep in the consolidation of route learning in humans: A behavioural study. Brain Research Bulletin 71:4–9
17. Ferrara M, Iaria G, Tempesta D et al (2008) Sleep to find your way: The role of sleep in the consolidation of memory for navigation in humans. Hippocampus 18:844–851
18. Moroni F, Nobili L, Curcio G et al (2008) Procedural learning and sleep hippocampal low frequencies in humans. Neuroimage 42:911–918
19. Harrison Y, Horne JA (2000) The impact of sleep deprivation on decision making: a review. J Exp Psychol Appl 6:236–249

20. Smith C (2001) Sleep states and memory processes in humans: procedural versus declarative memory systems. Sleep Med Rev 5:491–506
21. Hobson JA, Pace-Schott EF (2002) The cognitive neuroscience of sleep: neuronal systems, consciousness and learning. Nature Rev Neurosci 3:679–693
22. Rodriguez AM (2009) Secret of the sleepless whales... and more! Animal secrets revealed! Series. Enslow Publishers, Berkeley Heights
23. Kales A, Tan TL, Kollar EJ et al (1970) Sleep patterns following 205 hours of sleep deprivation. Psychosom Med 32:189–200
24. Walker MP, Stickgold R (2004) Sleep-dependent learning and memory consolidation. Neuron 30;44:121–133
25. Fischer S, Nitschke MF, Melchert UH et al (2005) Motor memory consolidation in sleep shapes more effective neural representations. J Neurosci 25:1248-1255
26. Tononi G, Cirelli C (2006) Sleep function and synaptic homeostasis. Sleep Med Rev 10:49–62
27. Fischer S, Hallschmidt M, Elsner A, Born J (2002) Sleep forms memory for finger skills. Proc Natl Acad Sci USA 99:11987-11991
28. Walker MP, Stickgold R, Alsop D et al (2005) Sleep-dependent motor memory plasticity in the human brain. Neurosci 133:911–917
29. O'Keefe J, Nadel L (1978) The hippocampus as a cognitive map. Oxford University Press, Oxford
30. Mandolesi L, Leggio MG, Spirito F et al (2003) Cerebellar contribution to spatial event processing: Do spatial procedures contribute to formation of spatial declarative knowledge? Eur J Neurosci 18:2618–2626
31. Mah CD, Mah KE, Kezirian EJ, Dement WC (2011) The effects of sleep extension on the athletic performance of collegiate basketball players. Sleep 34:943–950
32. Erlacher D, Ehrlenspiel F, Adegbesan OA, El-Din HG (2011) Sleep habits in German athletes before important competitions or games. J Sports Sci 29:859–866
33. Debarnot U, Castellani E, Valenza G et al (2011) Daytime naps improve motor imagery learning. Cogn Affect Behav Neurosci 11:541–550

Appendici

Le Appendici che seguono non hanno l'intento di sostituire un libro di testo di neuroanatomia e neurofisiologia, ma solo quello di aiutare il lettore a recuperare nozioni didattiche e propedeutiche alla comprensione delle neuroscienze dell'attività motoria; per questo motivo sono prive di immagini.

Appendice 1
Il potenziale d'azione e la trasmissione nervosa

Prima di ripassare *dove* i neuroni comunicano tra di loro è bene rivedere *come* svolgono questo importante processo. Iniziamo con il capire come vive un neurone a riposo, ossia cosa accade al suo interno quando non trasmette alcun messaggio (in realtà l'assioma della comunicazione verbale umana "non si può non comunicare" vale anche per la comunicazione neuronale, perché un'assenza di segnale ha un preciso significato).

Potenziale di riposo

Come tutte le cellule, anche il neurone è dotato di una membrana cellulare la cui caratteristica è quella di essere formata da un doppio strato fosfolipidico che crea due compartimenti, uno intracellulare e uno extracellulare, entrambi contenenti specie ioniche differenti o gli stessi ioni in concentrazione diversa. Questa membrana è *semipermeabile* o *selettivamente permeabile*, cioè alcune sostanze passano da un compartimento all'altro, altre no. Inoltre, presenta piccoli fori o *canali ionici* per cui se una sostanza è troppo grande non riuscirà ad attraversarli, rimanendo così dentro o fuori. Infine, contiene porte o *canali voltaggio-dipendenti* che si aprono o si chiudono a seconda di determinati eventi. All'interno della membrana ci sono *anioni proteici* (proteine cariche negativamente) che rimangono dentro perché sono troppo grandi e non riescono ad attraversare i fori. Nonostante il loro gradiente di concentrazione li spinga a uscire, restano dentro, attaccati alla superficie interna, conferendo al lato interno della membrana una carica negativa. Un altro ione presente soprattutto all'interno della membrana è il potassio (K^+) che per il gradiente di concentrazione tende a uscire, mentre per quello elettrico a rimanere dentro, vicino agli anioni proteici negativi. Il K^+ è uno ione molto piccolo, per cui passa tranquillamente nei fori della membrana. All'esterno della membrana, c'è una grossa concentrazione di ioni sodio (Na^+), anch'essi carichi positivamente, ma più grandi del K^+. Vengono spinti verso l'interno per i due gradienti, di concentrazione ed elettrico, ma rimangono attaccati al bordo esterno della membrana perché non riescono a passare facilmente tra i canali. Dalla somma delle cariche elettriche "dentro e fuori" il bordo della membrana, otteniamo un neurone polarizzato con cariche negative all'interno e positive all'esterno. Tutto il resto del liquido intracellulare (citoplasma) e del liquido extracellulare è carico, ma non polarizzato. Per rendere meglio l'idea, supponiamo di porre due elettrodi all'interno del neurone. Non avremo una differenza di potenziale. La stessa cosa se li ponessimo all'esterno. Se invece ne mettessimo uno dentro (nel bordo interno della membrana) e uno fuori (nel bordo esterno) otterremo una differenza di potenziale che in termini di attività del neurone si traduce con il termine di *potenziale di membrana*. Durante una condizione di riposo, il potenziale di membrana è negativo, intorno ai –65 millivolt. Nonostante l'attività della cellula sia minima a riposo, c'è un flusso di ioni K$^+$ che esce e un leggero flusso di ioni Na$^+$ che entra. Portando nel tempo questo fenomeno totalmente passivo, avremo troppo K$^+$ fuori e troppo Na$^+$ dentro. Per non alterare l'equilibrio del neurone, è necessaria la messa in atto di un evento, questa volta attivo, che riporti dentro il K$^+$ e faccia uscire fuori il Na$^+$. Questo fenomeno viene identificato con la *pompa sodio-potassio* e permette il mantenimento del potenziale di membrana all'equilibrio. La pompa sodio-potassio non è altro che una pompa ionica, ossia particolari proteine presenti sulla membrana cellulare che si azionano con dispendio energetico.

Potenziale d'azione

L'arrivo di un messaggio nervoso determina una modificazione della differenza di potenziale tra i due compartimenti della membrana alterandone l'equilibrio. Se la differenza diminuisce, cioè se il potenziale di membrana diventa più positivo, la membrana si *depolarizza*. Se, invece, c'è un aumento, cioè se il potenziale di membrana diventa più negativo, la membrana si *iperpolarizza*. Generalmente, quando sui dendriti (zona di ricezione) arriva uno stimolo, che per esempio può essere il neurotrasmettitore o una modificazione meccanica, gli ioni K$^+$ fuoriescono in quantità maggiore perché seguono il loro gradiente di concentrazione e l'interno della membrana diviene più positivo. Le depolarizzazioni dendritiche si propagano fino al corpo cellulare (zona di elaborazione) e vengono elaborate come una vera e propria somma algebrica. Se il risultato finale determina il raggiungimento di un valore *soglia* (cioè il valore al quale un certo fenomeno ha inizio), generalmente –40 millivolt, si innesca un fenomeno "tutto o nulla" detto *potenziale d'azione*. L'impulso nervoso si propaga quindi *senza decremento* lungo l'assone (zona di conduzione), arriva sui terminali sinaptici (zona di trasmissione) e scatena i processi di rilasciamento del neurotrasmettitore. Se invece l'elaborazione del soma non comporta il raggiungimento del valore soglia, il potenziale d'azione non si genera e pertanto l'impulso depolarizzante si propaga lungo l'assone, in questo caso, con decremento. Se è abbastanza ampio riuscirà ugualmente ad arrivare sui terminali sinaptici e a scatenare, anche se con minore intensità, i processi di rilasciamento del neurotrasmettitore, altrimenti si esaurirà lungo l'assone. La genesi del potenziale d'azione è dovuta all'apertura dei canali voltaggio-dipendenti al Na$^+$. Quando il neurone raggiunge il valore soglia, il Na$^+$, seguendo i suoi gradienti di concentrazione ed elettrico, entra all'interno della membrana e la depolarizza ulteriormente. Questo fenomeno comporta l'apertura di un'altra popolazione di canali voltaggio-dipendenti per il Na$^+$ e quindi di un'ulteriore diminuzione del potenziale di membrana (che diventa sempre più positivo). Quando tutto il Na$^+$ presente nel liquido extracellulare entra all'interno del neurone, si raggiunge un picco positivo, generalmente +50 millivolt che si avvicina al potenziale di equilibrio del Na$^+$. A questo punto il neurone deve ritornare al suo equilibrio per poter essere nuovamente pronto a ricevere un altro stimolo. Per il ripristino del potenziale di membrana entrano in gioco altri meccanismi. Si chiudono i canali voltaggio-dipendenti per il Na$^+$ e si aprono quelli per il K$^+$ (che non sono quelli passivi sempre aperti) che gli permettono di uscire seguendo sia il gradiente elettrico (ora l'interno della membrana è positivo e quindi due cariche positive si allontanano) sia il gradiente di concentrazione (fuori dalla membrana c'è pochissimo K$^+$). La fuoriuscita di K$^+$ consente al neurone di *ripolarizzarsi* (l'uscita di cariche positive determina un aumento di quelle negative) e di tornare verso i valori di equilibrio. In realtà il potenziale di membrana diviene ancora più negativo. Se, per esempio, prima del potenziale d'azione il valore del potenziale di membrana era intorno ai –65 millivolt, dopo la genesi del potenziale d'azione il suo valore si aggira intorno ai –75 millivolt. Questo aumento di negatività, che dura qualche millisecondo, rende il neurone refrattario a qualsiasi tipo di stimolo e consente di prepararsi nuovamente per ricevere un altro stimolo. È bene ricordare che l'apertura dei canali voltaggio dipendenti al K$^+$ e il ripristino dell'equilibrio sono coordinati dalla pompa ionica sodio-potassio.

Conduzione e trasmissione

La conduzione del potenziale d'azione è opera dell'assone, mentre la trasmissione (e quindi il rilascio del neurotrasmettitore nella fessura sinaptica) è regolata dai terminali sinaptici. Il potenziale d'azione si genera in un punto preciso tra il soma e l'assone che si chiama *monticolo assonico*. Una volta generato, il potenziale d'azione viaggia lungo l'assone fino ai terminali sinaptici. Un errore che fanno spesso gli studenti è quello di ritenere che ci sia un unico potenziale d'azione che viaggia lungo l'assone. Questa credenza è profondamente sbagliata. Vediamo perché. L'assone è generalmente rivestito da una *guaina mielinica*, formata da cellule gliali (vedi Appendice 2), che ha la funzione di isolarlo favorendo la velocità di trasmissione dell'impulso. Il rivestimento mielinico però non è continuo e se volessimo immaginarcelo in maniera divertente dovremmo pensare a una catena di salsicce, in cui le salsicce rappresentano l'assone con la guaina, mentre i punti di giunzione, i siti in cui la guaina non è presente. Tali siti (nel neurone) si chiamano *nodi di Ranvier*. In genere, ogni fenomeno elettrico che si forma in un certo punto ha la tendenza a creare delle linee di corrente, ossia linee di forza del campo elettromagnetico che sono di intensità maggiore tanto più si trovano vicino al punto da cui sono generate. Inoltre, le linee di corrente seguono la minore resistenza. Questa regola fisica vale anche per il potenziale d'azione e quindi, una volta generato nel monticolo assonico, si formeranno linee di corrente che tendono a propagarsi nei punti di minore resistenza, cioè nei nodi di Ranvier che non presentano la guaina. Facciamo un esempio. Si genera il potenziale d'azione nel monticolo assonico. Le linee di corrente arrivano al primo nodo di Ranvier che presenta tutte le caratteristiche della membrana neuronale (è semipermeabile, ha canali ionici e voltaggio-dipendenti ecc.). La corrente rappresenta lo stimolo che scatena tutti i fenomeni per cui il primo nodo si depolarizzerà fino a raggiungere il valore soglia. A questo punto, si apriranno i canali voltaggio-dipendenti per il Na$^+$ e si innescherà il potenziale d'azione nel primo nodo. Da qui, si formeranno altre linee di corrente che si fermeranno nel secondo nodo, posto in cui si rigenererà un successivo e nuovo potenziale d'azione. Così fino ai terminali sinaptici. Per cui, non è lo stesso potenziale d'azione che viaggia lungo l'assone, *ma sono tanti potenziali d'azione che si generano a ogni nodo.* È per questo motivo che il potenziale d'azione viene anche detto *fenomeno rigenerativo* perché ha la caratteristica di viaggiare lungo l'assone rigenerandosi in ogni nodo successivo. Quindi, se un assone ha dieci nodi di Ranvier, si produrranno dieci successivi potenziali d'azione. Questa propagazione è detta *conduzione saltatoria* perché il potenziale d'azione salta (si genera) da un nodo all'altro. Se il neurone in questione presenta per esempio quattro terminali sinaptici, avremo quattro potenziali d'azione identici in tutte e quattro le terminazioni. L'arrivo del potenziale d'azione nei terminali sinaptici scatena una serie di processi che determinano il rilascio del neurotrasmettitore e che sono alla base dei meccanismi di trasmissione nervosa. In breve, all'interno di ogni terminale è presente un certo numero di sacchetti (*vescicole*) ripieni di molecole di neurotrasmettitore. Grazie all'apertura di altri canali ionici, nella membrana che riveste i terminali sinaptici entra un altro importante ione carico positivamente, il calcio (Ca^{2+}). Questo evento innesca una serie di reazioni che sposta le vescicole verso l'estremità della membrana dei terminali sinaptici fino a farle fondere con essa. La fusione vescicole-membrana comporta il rilascio delle molecole di neurotrasmettitore dai terminali sinaptici (zona di trasmissione) del neurone presinaptico. Le molecole di neurotrasmettitore si andranno a legare ai recettori dei dendriti (zona di ricezione) del neurone postsinaptico. Il messaggio è stato così trasmesso, ora spetta al neurone postsinaptico elaborarlo ed eventualmente ritrasmetterlo a un altro neurone.

Elaborazione dell'informazione: sommazione spaziale e temporale

Domanda: Il neurone B trasmetterà al neurone C l'informazione ricevuta dal neurone A?

Risposta: Dipende da *come* il neurone B elaborerà l'informazione ricevuta dal neurone A.

Il soma di un neurone elabora tutte le informazioni ricevute da altri neuroni facendo una vera e propria somma algebrica.

Caso 1. Se il neurone A trasmette un'informazione "+10" al neurone B, il neurone B somma l'informazione "+10" a quella "+5" ricevuta dal neurone C e trasmette al neurone D un'informazione "+15".

Altro esempio: se il neurone A trasmette un'informazione "+10" al neurone B, il neurone B somma l'informazione "+10" a quella "–11" ricevuta dal neurone C e trasmette al neurone D un'informazione "–1". E ancora: se il neurone A trasmette un'informazione "+10" al neurone B, il neurone B somma l'informazione "+10" a quella "–10" ricevuta dal neurone C e non trasmette alcuna informazione al neurone D.

Caso 2. Se il neurone A trasmette un'informazione "+10" al neurone B e dopo *pochissimi* istanti trasmette di nuovo la stessa informazione ("+10"), il neurone B trasmette al neurone C un'informazione "+20".

Se il neurone A trasmette un'informazione "+10" al neurone B e dopo *moltissimi* istanti trasmette di nuovo la stessa informazione ("+10"), il neurone B trasmette al neurone C prima l'informazione "+10" e dopo moltissimi istanti la seconda informazione "+10".

Il caso 1 è un esempio di *sommazione spaziale*, mentre il caso 2 di *sommazione temporale*.

Appendice 2
Neuroni e glia

Neuroni

Alla base di ogni comportamento sia esso semplice o complesso ci sono sempre due neuroni che comunicano tra di loro. Capire la struttura e la funzionalità neuronale corrisponde a comprendere i meccanismi biologici che ci permettono di muovere in un determinato ambiente, di agire in esso e interagire con gli elementi che lo compongono. Nonostante la grande varietà di neuroni, in tutti si possono distinguere quattro parti funzionali:

*   dendriti → zona di *ricezione* dell'informazione;
*   soma → zona di *elaborazione* dell'informazione;
*   assone → zona di *conduzione* dell'informazione;
*   terminali sinaptici → zona di *trasmissione* dell'informazione.

I *dendriti* sono chiamati così perché assomigliano alla chioma di un albero e *dendron* in greco significa proprio albero. Per ricevere l'informazione i dendriti si servono dei recettori, strutture specializzate di cui sono ricchi. Alcuni neuroni posseggono due tipi di dendriti, quelli *apicali*, lunghi e sottili che si estendono dal soma e quelli *basali*, più corti e robusti, che invece partono dalla base. Tutti i dendriti sono ricoperti di piccole espansioni simili a gemme chiamate *spine dendritiche* che conferiscono a questi filamenti un aspetto vellulato[1].

Il *soma* o *corpo cellulare* elabora le informazioni che riceve dai dendriti come una somma algebrica seguendo le leggi della sommazione spaziale e temporale. Se l'informazione raggiunge il valore soglia (in genere –40 millivolt) si genera un potenzia-

---

[1] **Ricorda**: didatticamente si tende a classificare i dendriti come la zona di ricezione dell'informazione. In realtà i punti di contatto sinaptico possono trovarsi anche sul soma (*sinapsi asso-somatiche*) e sull'assone (sinapsi *asso-assoniche*). Le sinapsi che in genere vengono descritte sono quelle *asso-dendritiche*, in cui il contatto avviene o sui dendriti o sulle singole spine. In genere, le sinapsi asso-somatiche sono inibitorie, le sinapsi asso-assoniche hanno un'azione modulatoria e le sinapsi asso-dendritiche sono eccitatorie.

le d'azione. Il messaggio viene così condotto senza decremento lungo l'assone, raggiunge i terminali sinaptici e viene trasmesso attraverso il rilascio del neurotrasmettitore. La sostanza rilasciata si lega ai recettori dei dendriti del neurone postsinaptico. Il soma contiene il nucleo e una serie di strutture (reticolo endoplasmatico rugoso, reticolo endoplasmatico liscio, apparato di Golgi, mitocondri) necessari per i processi vitali di tutto il neurone.

L'*assone* è una struttura cilindrica, in molti casi anche abbastanza lunga (nell'uomo arriva anche alla lunghezza di 1 m), spesso rivestita da guaina mielinica. Il suo compito è quello di condurre il potenziale postsinaptico (che può anche essere un potenziale d'azione) *con* o *senza* decremento (come nel caso del potenziale d'azione) da una zona specializzata del corpo cellulare (o *monticolo assonico*) fino ai terminali sinaptici.

In genere gli assoni si ramificano dando vita ai *terminali sinaptici*, piccoli rigonfiamenti ricchi di vescicole colme di molecole di neurotrasmettitore. Tutti i terminali sinaptici di un determinato neurone posseggono solo un tipo di neurotrasmettitore. Per cui, se un neurone secerne acetilcolina, è un neurone colinergico che rilascerà solo e sempre acetilcolina.

I neuroni possono essere classificati in neuroni unipolari, bipolari e multipolari a seconda dei processi che si originano dal soma.

Inoltre, possono essere catalogati in base alla loro forma. Per esempio, un neurone *piramidale* ha il corpo cellulare che ricorda un triangolo, un neurone *stellato*, invece, assomiglia a una stella. Con questo esempio colgo l'occasione per ricordare una regola fondamentale, ossia che struttura e funzione sono due aspetti della stessa medaglia. La forma di un organo, di una struttura, di un neurone, di un complesso di nuclei ecc., ce ne suggerisce sempre la funzione. Così come dalla funzione possiamo immaginarne la forma. Un neurone afferente (su cui arrivano informazioni da altri neuroni), avrà molti più dendriti (zona di ricezione dell'informazione) rispetto a un neurone che trasporta, per esempio, le informazioni motorie verso la periferia, che invece avrà un assone (zona di conduzione) più lungo.

Riuscite adesso a capire che tipo di funzione ha un neurone piramidale rispetto a quella di una cellula stellata?[2]. A questo punto aggiungiamo che i neuroni possono essere:

- *sensitivi* o *afferenti* se acquisiscono l'informazione e la trasportano verso i centri più rostrali. I loro assoni sono fibre afferenti;
- *interneuroni* se modulano la comunicazione tra due o più neuroni;
- *neuroni motori* o *motoneuroni* se trasportano l'informazione motoria verso la periferia e il comando motorio sui muscoli. I loro assoni sono fibre efferenti.

In base al tipo di neurotrasmettitore che secernono, i neuroni possono essere distinti in colinergici (se secernono acetilcolina), adrenergici (se secernono adrenalina), serotoninergici (se secernono serotonina) e così via. Ricordiamoci sempre che

---

[2] **Risposta**: il neurone piramidale, avendo un lungo assone, trasporta le informazioni ed è quindi un neurone efferente; la cellula stellata, ricca di dendriti, è invece un neurone afferente.

la natura di un neurotrasmettitore, che può essere eccitatoria o inibitoria, dipende dal tipo di recettori postsinaptici a cui si lega.

Le cellule gliali

All'interno del SN (sistema nervoso) esistono diverse popolazioni cellulari che, anche se non trasmettono il messaggio nervoso, aiutano i neuroni a svolgere la loro funzione. Queste cellule sono conosciute con il nome di *glia* o *cellule gliali*. Vengono anche chiamate cellule di sostegno perché circondano e mantengono i neuroni al loro posto. In passato si riteneva che questa fosse la loro unica funzione, ma oggi ne conosciamo altre. Per esempio, riforniscono i neuroni di ossigeno e di sostanze nutritive, rivestono gli assoni aumentando la velocità di conduzione, portano via le sostanze di rifiuto prodotte dal metabolismo neuronale, permettono le cicatrizzazioni del tessuto neuronale in caso di lesione. Di recente è stato dimostrato persino che alcune cellule gliali hanno un importante ruolo durante lo sviluppo nervoso in quanto accompagnano il neurone al raggiungimento del suo bersaglio. A seconda del ruolo e della collocazione, le cellule gliali del SNC (sistema nervoso centrale) possono essere classificate in *astrociti*, *oligodendrociti* e *microglia*. Le cellule gliali del SNP (sistema nervoso periferico) invece sono le *cellule di Schwann*.

Appendice 3
Nozioni di base di neuroanatomia

Il sistema nervoso (SN) di tutti i vertebrati può essere suddiviso in *sistema nervoso centrale* (SNC) e in *sistema nervoso periferico* (SNP).

Il SNC è formato dal midollo spinale e dall'encefalo (tronco dell'encefalo, diencefalo, emisferi cerebrali). Il midollo spinale è contenuto nella colonna vertebrale, mentre l'encefalo nella scatola cranica. Tutto il SNC è rivestito dalle meningi (dura mater, aracnoide e pia mater). Il SNP comprende una sezione somatica e una autonoma. La prima è costituita da tutti i nervi che fuoriescono dal SNC e trasportano le informazioni sensoriali e motorie dentro e fuori al SNC, la seconda comprende il sistema effettore che controlla i visceri, le ghiandole esocrine e la muscolatura liscia. A quest'ultima sezione appartengono il sistema nervoso *simpatico* e *parasimpatico*, il primo cruciale per mantenere l'organismo in uno stato di allerta, il secondo per il ripristino dell'omeostasi.

Procedendo in direzione caudo-rostrale (dal basso verso l'alto), l'encefalo si divide in tronco dell'encefalo, diencefalo ed emisferi cerebrali.

Il *tronco dell'encefalo* è formato dal bulbo, dal ponte e dal mesencefalo. "Appiccicato" al ponte si trova il cervelletto. Nel tronco dell'encefalo sono presenti raggruppamenti di nuclei, denominati *formazione reticolare*, coinvolti in numerose funzioni tra cui il controllo della postura. Nel tronco sono presenti i corpi cellulari dei neuroni i cui assoni formano i nervi cranici.

Bulbo. Situato rostralmente al midollo spinale è chiamato anche midollo allungato. Qui sono presenti importanti centri neuronali tra cui i *centri del respiro* e l'inizio di alcuni nuclei responsabili dell'equilibrio (*nuclei vestibolari*).

Ponte. Rostralmente al bulbo, il ponte contiene la maggior parte dei *nuclei vestibolari*. Questa struttura trasporta le informazioni motorie dagli emisferi cerebrali verso il *cervelletto*. Come abbiamo visto, il cervelletto è implicato nel controllo del movimento e in alcune funzioni cognitive come l'apprendimento e la memoria.

Mesencefalo. Ancora più rostrale, il mesencefalo controlla molte funzioni sensitive e motorie, tra cui i movimenti oculari e la coordinazione dei riflessi visivi e uditivi. La parte dorsale, il *tetto*, comprende i *collicoli* (centri di coordinazione dei riflessi visivi e uditivi), mentre nella parte ventrale, il *tegmento*, si trova il *nucleo rosso*, anch'esso importante per l'attività motoria.

Il diencefalo è localizzato rostralmente al tronco dell'encefalo e comprende il talamo e l'ipotalamo[1].

Il *talamo* è una tappa obbligata delle vie che trasportano in corteccia le informazioni sensoriali. Per questo motivo è un grande centro di afferenze. È composto da molti nuclei che in base alle loro proiezioni corticali possono essere classificati in *nuclei a proiezione specifica* e *in nuclei a proiezione diffusa*.

L'*ipotalamo* costituisce la parte ventrale del diencefalo ed è implicato nel controllo del sistema nervoso autonomo (SNA) e dell'*ipofisi*, una ghiandola che si trova all'interno del SNC, importante nel controllo ormonale. Data la sua funzione, l'ipotalamo è considerato un'interfaccia neuroendocrina, proprio perché mette in comunicazione il SNC con il sistema endocrino.

Gli *emisferi cerebrali* costituiscono la parte più rostrale dell'encefalo. Comprendono la corteccia cerebrale, suddivisa in lobi, i nuclei della base e alcune strutture del sistema limbico come l'ippocampo e l'amigdala. Ciascun emisfero è in rapporto con i processi sensitivi e motori della parte del corpo controlaterale. Inoltre, sebbene molto simili, i due emisferi hanno differenze anatomiche sostanziali e differenti proprietà funzionali.

Corteccia cerebrale. È la parte più rostrale degli emisferi cerebrali. Generalmente quando si parla di corteccia cerebrale si intende la *neocorteccia*, ossia la corteccia cerebrale che nel corso della filogenesi si è sviluppata più tardivamente. La neocorteccia è spessa solo 3 mm ed è suddivisa in sei strati. Il I strato è ricco di dentriti, il II e il III di connessioni inter- e intra-corticali, sul IV arrivano le afferenze dal talamo, dal V e dal VI dipartono le efferenze rispettivamente extratalamiche e talamiche. Inoltre, la neocorteccia è divisa in lobi. Secondo la classificazione classica i lobi sono quattro: lobo frontale, lobo parietale, lobo temporale e lobo occipitale. Nell'uomo la neocorteccia è fortemente ripiegata, uno stratagemma evolutivo per aumentarne la superficie. Tale caratteristica determina *circonvoluzioni* o *ripiegamenti*. Le parti sporgenti sono i *giri*, separati da avvallamenti, i *solchi* e le *scissure*.

I *nuclei della base*, ampiamente analizzati all'interno del testo in quanto hanno un importante ruolo nel controllare che la programmazione del movimento sia correttamente convertita in comando motorio. Comprendono il *nucleo caudato*, il *putamen*, il *globo pallido*, il *nucleo subtalamico* e la *substantia nigra* che inizia nel mesencefalo e si chiama così perché è ricca di dopamina che le fa assumere un colore più scuro. Il caudato e il putamen formano il *nucleo striato*.

Il *lobo limbico* (dal latino *limbus* che significa contorno) deve il suo nome a Paul Broca che evidenziò i giri corticali al di sotto della neocorteccia. Tali strutture comprendono il giro paraippocampico, il giro del cingolo e il giro subcallosale. Date le intrinseche connessioni di queste strutture con determinati centri nervosi, si è coniato il termine di *sistema limbico*. Tra le strutture che compongono questo circuito ricordiamo l'ippocampo, l'amigdala, l'ipotalamo e alcuni nuclei talamici. Il sistema

---

[1] **Ricorda**: il talamo non è una singola struttura; come tutti i vertebrati, siamo dotati di un talamo destro e di un talamo sinistro.

limbico svolge un ruolo importante per l'elaborazione dei processi mnesici a lungo termine e rappresenta il substrato neuronale delle emozioni.

Il *midollo spinale* è situato caudalmente al tronco dell'encefalo, confina quindi con il bulbo. Per convenzione si divide in quattro segmenti che in senso rostro-caudale sono: midollo cervicale, midollo toracico, midollo lombare e midollo sacrale. In una sezione coronale (piano che divide una parte anteriore da una posteriore) di midollo spinale è possibile identificare una parete grigia interna (*sostanza grigia*), che appare così perché contiene i corpi cellulari dei neuroni, e una parte bianca (*sostanza bianca*), molto più chiara perché composta dagli assoni mielinizzati che trasportano le informazioni "su e giù" come i fili di un ascensore. La sostanza grigia ricorda le ali di una farfalla e viene suddivisa in *corna dorsali* o *posteriori*, che contengono esclusivamente i soma dei neuroni sensitivi, in *corna ventrali* o *anteriori*, che contengono i corpi cellulari dei motoneuroni e nella *zona intermedia*, ricca dei soma di interneuroni. La sostanza bianca è organizzata in *colonne dorsali* che trasportano la maggior parte delle informazioni afferenti ai centri più rostrali, in *colonne ventrali*, in cui decorrono le fibre discendenti che trasportano i comandi motori che arrivano sui muscoli e in *colonne laterali*, composte da fibre che trasportano informazioni miste.

Da quanto detto emerge un concetto chiave molto importante: tutto ciò che riguarda l'informazione sensitiva ha sede nella parte dorsale o posteriore del midollo, mentre tutto ciò che riguarda l'informazione motoria trova dimora nella porzione ventrale o anteriore. È per questo motivo che un'informazione sensitiva entra nel midollo spinale dalle radici dorsali e un comando motorio esce dal midollo spinale dalle radici ventrali (una regola che viene troppo spesso dimenticata).

Tutto il SN, oltre a essere contenuto in strutture ossee, è rivestito anche da un resistente tessuto connettivo, le *meningi*. Queste sono composte da tre strati di diversa consistenza. Quello più esterno, la *dura madre*, è il più spesso e resistente, quello intermedio, la *membrana aracnoidea*, è soffice e spugnoso come la tela di un ragno da cui prende il nome, lo strato più interno, la *pia madre*, è strettamente attaccato al tessuto cerebrale ed è molto sottile e delicato. Tra la pia madre e la membrana aracnoidea c'è uno *spazio subaracnoideo*, che contiene il *fluido cerebrospinale*. Per comprendere meglio la funzione delle meningi, immaginiamo di incartare un piccolo oggetto di cristallo. Per prima cosa, si avvolge nella carta velina (pia madre), poi in uno strato di spugna (membrana aracnoidea) e infine si inserisce in una scatoletta di cartone (dura madre), in cui si aggiungono piccole palline di polistirolo (fluido cerebrospinale). Per sicurezza il tutto si mette dentro una scatoletta molto rigida resistente agli urti (scatola cranica).

Tutto il SNC è vascolarizzato. A differenza di altre parti del corpo, come per esempio i muscoli, che ricevono un quantitativo variabile di sangue a seconda del loro stato, il cervello riceve ininterrottamente una percentuale precisa di flusso ematico. Un'interruzione dell'irrorazione anche di pochi secondi può provocare seri effetti sull'organismo, blocchi più lunghi determinano danni permanenti.

Indice analitico